Olaf Koob

Kranke Haut

Olaf Koob

Kranke Haut
Organische und seelische Ursachen

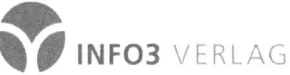 INFO3 VERLAG

ISBN 978-3-95779-120-7

4. Auflage 2020 im Info3 Verlag, Frankfurt am Main
(1. bis 3. Auflage im Verlag Johannes M. Mayer, Stuttgart)

© 1999 Verlag Johannes M. Mayer, Stuttgart
und 2020 Info3 Verlag, Frankfurt am Main

Einband: Frank Schubert, Frankfurt am Main
Satz: Ulrich Schmid, de·te·pe, Aalen
Druck und Bindung: CPI books, Birkach

Inhalt

»Drum hat der Mensch die Haut über sich, die ist der Mensch, daß sie scheide die zwo Welten voneinander, die grosse und die kleine, das ist die Welt und den Menschen, auf daß zwei widerwärtige [entgegengesetzte] Ding nit zusammen in eine Welt fallen. Also bleibt auch der Mensch in seinem Hause, das ist in seiner Haut, und läßt nichts hinein und geht auch nicht aus seinem Haus, sondern er bleibt an seiner Statt [Stätte] und ist also ein Mensch in seiner Haut.«[1]

Einleitung

Dieses Buch handelt von unserem größten Organ, der Haut. Einem Organ, von dem behauptet werden kann, daß man es nicht kennt, obwohl es seinem Wesen nach das sichtbarste aller Organe ist. Es stellt sich als ein sichtbar-unsichtbares Geheimnis dar; es ist Grenze und Hülle zugleich.

»Hautkrankheiten sind auf dem Vormarsch« liest man heute beinahe täglich, und in fast jeder Familie gibt es Neurodermitis, Schuppenflechte, Ekzeme und besonders Allergien, allenfalls unterschieden nach Form und Ausmaß.

---

1 Paracelsus, Sämtliche Werke; hrsg. von Karl Sudhoff, München 1923–1933.
Zitiert nach Gion Condrau/Heinrich Schipperges, Unsere Haut. Spiegel der Seele – Verbindung zur Welt, Zürich 1993, S. 26.

Haben wir es mit der Haut beim Menschen und in der Natur zu tun, so müssen wir uns mehr denn je fragen, inwieweit die schützenden Hüllen heute besonders angegriffen, beziehungsweise zerstört werden. Denken wir nur an die frühen Eingriffe der Medizin schon im Mutterleib oder auch an die unsere Erde umgebende Ozonhülle, die uns auch nicht mehr wie früher einen optimalen Schutz gegen krankmachende Einflüsse bietet.

Die folgende Beschäftigung mit dem komplexen Thema soll anregen, die eigene Haut und die damit verbundenen Probleme besser zu verstehen und jenseits festgefügter Meinungen zu diesem Thema eine andere Form von Hilfe in Anspruch zu nehmen. Dabei geht es nicht um Besserwisserei oder billige Rezepte, und schon gar nicht um eine Diskriminierung anderer Methoden.

Die Erwähnung bestimmter Heilmittel gilt als Verdeutlichung des Ausgeführten; sie sollten im Zweifelsfall vom Arzt – am besten dem Hausarzt – auf ihre Wirkung hin beurteilt und verordnet werden.

Andere Zeiten führen auch zu anderen, veränderten Krankheiten. Neue und zum Teil einseitige seelische, kulturelle und vor allem Ernährungsgewohnheiten tragen dazu bei.[2]

Wie sich die Voraussetzungen ändern können, erzählte mir ein erfahrener Hals-Nasen- und Ohrenarzt. In der Anfangszeit seiner Tätigkeit habe er noch eine völlig andere Situation in der Medizin vorgefunden und man habe in manchen Dingen auch anders – und damit oft vernünftiger – gedacht. So habe ein bekannter Professor für Kinderheilkunde auf einem Kongreß ausgeführt: »Ein Kind, das nicht mindestens fünf bis sechsmal im Jahr krank ist, ist nicht gesund!« Und zu seiner Medizinal-

---

2 Vgl. hierzu Markus Treichler, Neue Zeiten – Neue Leiden. Zeittendenzen · Krankheitsbilder · Chancen, Stuttgart 1998.

assistentenzeit vor einigen Jahrzehnten seien Allergien in einer Hals-Nasen-Ohrenklinik noch eine Seltenheit gewesen! Und wie kann es einen angehenden Arzt nachdenklich stimmen, wenn er einem Patienten, der an einer schweren Erdbeerallergie leidet, allein mit dem Vorzeigen eines *Bildes* einer Erdbeere schon eine handfeste Allergie auszulösen vermag?

Daß die Haut heute eine besonderen Beachtung auch in der Literatur- und Kulturgeschichte findet, zeigt eine kürzlich erschienene Studie mit dem Titel *Haut. Literaturgeschichte – Körperbilder – Grenzdiskurse.*[3] Dort wird unter anderem ein interessantes kultur- und geistesgeschichtliches Bild der Haut vom 18. Jahrhundert bis in die Gegenwart nachgezeichnet. Aus der Einführung sei ein grundsätzlicher Gedanke vorangestellt, weil er auch für diese Arbeit einen zentralen Hinweis auf die gestellte Frage nach Gesundheit und Krankheit dieses Organs beinhaltet.

»Daß das Thema Haut zur Zeit Konjunktur hat, findet seinen Ausdruck in zahlreichen populärwissenschaftlichen Studien und journalistischen Reportagen, Dokumentationen und Essays, die sich mit der ›westlichen‹ Haut ebenso befassen wie mit der oftmals reich geschmückten Haut der Fremden. Nie wurde in der euro-amerikanischen Kultur so viel Geld für Tätowierungen, Piercing, Branding, Haut-Lifting, Liposuction (Fettabsaugung), Sonnenstudiobesuche und Anti-Falten-Cremes ausgegeben wie heute. Nie gab es aber auch so oft Hautkrebs, Neurodermitis, Psoriasis (Schuppenflechte) oder Gürtelrose als Krankheiten, die sich sichtbar auf der Körperoberfläche manifestieren. Daß die zunehmende Fetischisierung einer glatten und makellosen Haut, die sich auch auf unbewußte, kollektive Körperbilder auswirkt, und das Stigmatisiertsein durch (größten-

---

3 Claudia Benthien, Haut. Literaturgeschichte – Körperbilder – Grenzdiskurse, Reinbek 1999.

teils) ›psychische‹ Hautkrankheiten zusammenhängen, ist längst
populärwissenschaftliche Tatsache.«[4]

Berlin, im Mai 1999   Olaf Koob

---

4 A.a.O., S. 8.

Vorwort zur dritten Auflage

Unsere Haut ist das größte zusammenhängende Organ und neben der Darmschleimhaut auch unser wichtigstes Immunorgan. Sie enthält in konzentrierter Form die drei Gestaltungsprinzipien des Menschen: das Nerven-Sinnessystems in der Oberhaut, der sogenannten Epidermis, das rhythmische System mit Blut- und Lymphbahnen im Corium, in der Lederhaut als ein mittleres System und das Stoffwechsel betonte in der Subcutis, der Unterhaut mit dem Fettgewebe. Die Haut ist nicht nur in ihrer Form, auch in ihrer Funktion ein ganzer Mensch (»Haut-Ich«) und zeigt uns in ihrer gesunden und kranken Beschaffenheit äußerlich sichtbar unseren seelischen und körperlich-organischen Zustand.

In seinen medizinischen Vorträgen hat Rudolf Steiner, der Begründer der anthroposophischen Medizin, immer wieder auf die Stellung der Haut und die Bedeutung der Außenanwendungen als eine sehr wichtige medizinische Hilfe hingewiesen, um den Menschen durch Essenzen, Öle und Salben wieder an die kosmischen Umkreiskräfte anzubinden. Außenanwendungen werden so zu wirkungsvollen Innenanwendungen, wie wir das u. a. in der Kinderheilkunde erleben können!

Interessant ist, dass Steiner einmal in einer kurzen Bemerkung das ganze Dilemma der heutigen Dermatologie und ihrer Behandlungsmethoden charakterisiert hat: »die Haut ist ein unschuldiges Organ«. Das bedeutet, dass sie reines »Opfer« von pathologischen Außeneinwirkungen (Verbrennung, intensive Sonnenbestrahlung, Gifte etc.) oder krankhafter innerer Organe werden kann und es eine Illusion ist, sie mit Cremes verschiedenster Substanzen dauerhaft heilen zu wollen. Das bedarf für den Arzt einer differenzierten Kenntnis der Organtätigkeiten in ihrer Beziehung zur Haut und der Psychosomatik und für den Patienten Geduld und Einsicht, daß das, was an der Oberfläche sichtbar wird, immer auf die Tiefe verweist.

Darauf basiert auch eine natürliche Kosmetik, die sich nicht nur einer Ästhetik verpflichtet fühlt, sondern auch stärkende und unterstützende Komponenten enthält. Denn die Haut ist nicht nur Ausscheidungs-, sondern auch ein sehr wichtiges Einscheidungs- bzw. Resorptionsorgan, weshalb uns in unangenehmen Situationen Dinge buchstäblich »unter die Haut« gehen können …

Berlin, im Februar 2013   Dr. med. Olaf Koob

Haut und Hülle

Die Haut ist eine schützende Hülle, die Geborgenheit, Wärme, Abgrenzung nach außen *und* innen schenkt. Wir sind schon im Mutterleib Hüllenwesen und bleiben es teilweise für immer. Aus der mütterlichen Eihaut schlüpfen wir in mannigfaltige weitere Hüllen und sekundäre Häute wie Kleidung und Wohnung. Auch die natürliche und soziale Umwelt ist Hülle. Andererseits werden wir heute auch immer häufiger von Kindheit an durch von außen kommende stoffliche und seelische Attacken – von den Ultraschalluntersuchungen in der Schwangerschaft bis zum immer stärker werdenden Elektrosmog – veranlaßt, uns *unserer Haut zu wehren* oder aus unserer gewohnten *Haut zu schlüpfen.* Wir haben dann das Gefühl, daß die Welt und unsere Mitmenschen nicht mehr gut zu uns sind. Die Elemente – Luft, Licht, Wasser und Erde – sind ebenso unsere »Feinde« geworden wie die blühenden Bäume und Pflanzen im Frühling, das Sonnenlicht im Hochsommer oder die Winterkälte. Auch Hunde, Katzen, Pferde, Meerschweinchen, Milch, Weizen – und sogar die Menschen; sie alle können uns bei einer bestimmten Disposition »allergisch« machen. Was passiert, wenn die Welt uns nicht mehr streichelt und uns die Dinge zu sehr *unter die Haut gehen,* weil wir vielleicht zu dünnhäutig sind?

Schon Ende des 19. Jahrhunderts brachten französische Hautärzte Ekzeme mit seelischen Konflikten in Verbindung: Sie nannten sie »Neurodermitis«. Auch der Kliniker und Psychologe René Spitz hat schon vor Jahrzehnten bei Säuglingen und Kleinkindern den Zusammenhang zwischen psychischen Konflikten und Hauterkrankungen erforscht und beschrieben. So wurden von ihm Hautkrankheiten häufig bei sechs bis zwölf Monaten alten Säuglingen beobachtet, die von ihren Müttern getrennt in Waisenhäusern lebten. Spitz erklärte sich die Symptome als Ursache von Trennung, dem Mangel an Hautkontakt und der fehlenden Aufmerksamkeit von Seiten der Mütter: Die Haut, als Teil unseres Nervensystems wurde gewissermaßen »zornig«.

In einer anderen Studie fand er heraus, daß die Beziehungen zwischen Kindern mit Hautentzündungen – sogenannte »Dermatitis« – und deren Mütter besondere Merkmale aufwiesen. So stellte er achtundzwanzig Fälle von Müttern vor, die in einer Strafanstalt lebten und dort ihre Kinder zur Welt bringen mußten. Sie saßen hauptsächlich wegen Sexualdelikten und Diebstählen ein und hatten einen geringen geistigen und emotionalen Entwicklungsgrad. Das Verhalten ihren hautkranken Kindern gegenüber war auffallend. Sie berührten sie nicht gern und überredeten meist eine andere Haftgenossin, ihr Kind zu wickeln und zu versorgen aus Angst, etwas falsch zu machen. Auch unbewußte Feindseligkeiten gegen die eigenen Kinder wurde beobachtet.

An diesen wenigen Beispielen wird bereits deutlich, daß man bei einem »oberflächlichen« Organ wie die Haut in die Tiefe des Menschen herabsteigen muß, um ihm – oft nach einer langen Odysse mit Cortisonsalben – wenigstens annähernd helfen und unterstützen zu können. Die Haut spiegelt einerseits unsere organische und seelische Befindlichkeit nach außen wider und ist andererseits eines unserer wichtigsten Immunorgane, das an der Grenze zwischen der Innen- und Außenwelt vermittelt.

Ich erinnere mich noch an die Prüfung in Dermatologie während meines Staatsexamens. Am Ende der Prüfung begründete uns unser Professor für Hautkrankheiten seinen Entschluß, Dermatologie als Fachgebiet zu wählen: »Die Dermatologie ist die einzige medizinische Disziplin, wo einem die Krankheit sichtbar vor Augen liegt.« Damit hatte er, was das sichtbare Ende eines Krankheitsprozesses angeht, recht – nicht aber was die Ursachen betrifft, die er mit den Folgeerscheinungen verwechselt hat.

Wie wir schon erwähnten, ist die Haut ein Spiegel und ähnlich dem Spiegelbild keine Realität, sondern Abbild von dem, was sich außerhalb von ihm befindet. Sehe ich in ihm ein unsympathisches Gesicht, so hat es keinen Sinn, das Spiegelbild zu manipulieren, um das Gesicht schöner zu machen, was möglich ist, aber eine Täuschung wäre.

Auch meine Sicht der Hautkrankheiten hat sich im Laufe der Jahre grundlegend geändert, wobei mir gewisse Krankheitszustände und Mitteilungen von Betroffenen geholfen haben, dieses Wissen zu erweitern. Immer wieder ist zu erleben, daß es einem Patienten schon am nächsten Tag besser geht, wenn er eine ursachenorientierte Aufklärung über seine Haut und ihre tiefere Bedeutung erhält. Er bleibt dann auch nicht darauf fixiert, möglichst schnell seine Oberfläche »glatt« wieder hergestellt zu bekommen, in der trügerischen Hoffnung, es sei dann alles »weg«.

Als Ganzheitsorgan braucht die gesunde Haut vielmehr eine natürliche, pflegend-schützende und sogar heilende Kosmetik, um sich gegen die vielfältigen äußeren Einflüsse schützen zu können. Bei einer Erkrankung braucht sie die wesentliche Unterstützung durch Lebenshygiene, gesunde, mineralstoffreiche Ernährung und die Stabilisierung der inneren Organe mit natürlichen Heilmitteln, wie dies seit vielen Jahrzehnten und Jahrhunderten in der Ganzheitsmedizin – sei es Naturheilkunde, Homöopathie und anthroposophische Medizin im Westen oder durch Ayurveda und chinesische Medizin im Osten – geschieht. Die gemeinsame Grundlage dieser Heilmethoden ist – und das betrifft in besonderem Maße die Haut, daß alle Krankheit in den Tiefen der eigenen Biographie disponiert ist. Ein Algenteppich, der auf der Meeresoberfläche schwimmt, ist nur ein Symptom für die belastete Wasserqualität, für das gestörte Gleichgewicht innerhalb eines großen Ökotops. Es wäre ein Trugschluß zu glauben, man könne das Grundübel beseitigen, indem man die Algen mit Hilfe von Pestiziden vernichtet. Dies wäre nicht Heilung, sondern Steigerung der eigentlichen Problematik.

Auch in der Medizin sollten wir lernen, zwischen den »Symptomen« und der »Krankheit« zu unterscheiden, statt zu glauben, wir könnten die Krankheit zugleich mit den Symptomen zum Verschwinden bringen, Symptome sind meist Selbsthilfe, ein Versuch, die Krankheit zu überwinden.

In der Homöopathie ist diese Tatsache seit langem bekannt. Ihr Begründer Samuel Hahnemann (1755–1843) wußte, daß eine nur äußere Behandlung von Hauterscheinungen – zum Beispiel durch Salben – nicht zur Heilung, sondern zur Verkomplizierung führt, die dann einen langwierigeren, oft chronischen Verlauf nimmt – und eine grundlegende Behandlung erschwert.

Ob wir Hautkrankheiten aus der Sicht der Homöopathie, Naturheilkunde, der chinesischen Heilkunde oder der anthroposophischen Medizin betrachten – überall werden sie als Äußerungen tieferliegender konstitutioneller Probleme verstanden, die in einem größeren Zusammenhang gesehen werden müssen.

Die Haut als schützende Hülle stellt eine individuelle Grenze zwischen Innen- und Außenwelt dar, und ihre Funktionsstörungen müssen entsprechend individuell behandelt werden, da auch die Vererbung eine Rolle spielt. Ähnlich wie es nicht *die* Krankheit und *das* Heilmittel gibt, so gibt es auch nicht *die* Neurodermitis, die mit *dem* Heilmittel kuriert werden kann. Schnelle Wunderheilungen mit Salben wie Cortison sollten daher skeptisch beurteilt werden. Denn meist sind jahrelange Bemühungen notwendig, um organische, konstitutionelle, diätetische, psychische oder sogar soziale Einflüsse zu eruieren, die schließlich dazu beigetragen haben, daß ein Mensch sich in seiner Haut nicht mehr wohl fühlt.

Die Haut in ihrer Durchlässigkeit ist ein labiles Organ, welches als eine Art Indikator für ein gestörtes Verhältnis zwischen außen und innen dient. Auch Goethe kannte ihre psychosomatische

Beschaffenheit: »Die ganze Lebenstätigkeit verlangt eine Hülle, die gegen das äußere rohe Element, es sei Wasser oder Luft oder Licht, sie schütze, ihr zartes Wesen bewahre, damit sie das, was ihrem Innern spezifisch obliegt, vollbringt.«[5]

---

5 Zitiert nach Gion Condrau/Heinrich Schipperges, Unsere Haut. Spiegel der Seele – Verbindung zur Welt, Zürich 1993, S. 187.

Unsere Haut – Spiegel und Grenze

»*Wir müssen nämlich unsere Haut nicht bloß als einen Mantel gegen Regen und Sonnenschein betrachten, sondern als eines der wichtigsten Organe unseres Körpers, ohne dessen unaufhörliche Tätigkeit und Gangbarkeit weder Gesundheit noch langes Leben bestehen kann und dessen Vernachlässigung eine Quelle unzähliger Krankheiten und Lebensabkürzungen geworden ist.*«[6]

Die Haut ist mit zwei bis drei Quadratmetern unser größtes Organ und umkleidet in Form und Funktion den ganzen Menschen. Da sie an der Peripherie also »außen« liegt, führt sie sowohl in der Pflege, als auch den Krankheitserscheinungen und meisten Therapien zu dem trügerischen Schluß, dieses Organ einzig von außen behandeln zu können, das heißt »oberflächlich«. Wird dies angenommen, sind meist auch die Verordnungen danach, ist doch die Krankheit selbst so »einfach« zu diagnostizieren und zu therapieren. Man sieht ja die Krankheitserscheinungen oft mit Hilfe bestimmter Salben schnell verschwinden. Dies ist aber, wie man längst weiß, ein Trugschluß. Denn die Haut *spiegelt* nur Zustände, wird aus sich heraus also nicht krank, sondern ist, wie jedes Spiegelbild, Abbild des realen Tatbestandes – und der liegt in der Tiefe des Organismus.

Das Wesen dieses Organs.

1. Es hat in der embryonalen Entwicklung seinen Ursprung in dem äußeren Keimblatt (Ektoderm), woher auch unsere Sinnesorgane und das Gehirn stammen.

---

6 Christoph W. Hufeland (1762–1836), Die Kunst, das menschliche Leben zu verlängern, Frankfurt a. M./Leipzig 1995, S. 187.

Nach Platons *Timaios* entsteht die Haut aus dem Hirn, das zu schützen sie existiert. Bei dem arabischen Kulturverständnis werden im Mittelalter aus den Hirnhäuten, den sogenannten Meningen, die »pia« und »dura mater« (mater lat. Mutter), die weiche und die harte mütterliche Umhüllung.

2. Sie beinhaltet nicht nur Nerven, das heißt Wahrnehmungsfunktionen, sondern auch die gesamte organische Innenwelt unserer Stoffwechselorgane, wie wir aus den Reflexzonen und chinesischen Meridianen[7] wissen.

3. Durch ihre vielfältige Wahrnehmungsfunktion können wir unter anderem mit Wärme, Massage, Farben, Akupunktur, Metallsalben oder Kräuterbädern nach innen einwirken.

4. Wir können über die Haut einen großen Teil des seelischen Befindens wahrnehmen.

5. Als wichtigstes Grenzorgan zwischen innen und außen ist es daher nicht nur Eindrucks-, sondern auch Ausdrucksorgan (Erröten, Erblassen, Gänsehaut, sexuelle Empfindungen et cetera.)

6. Sie wird dadurch zu einem Organ des gesamten Seelischen, wie wir aus der Volkssprache wissen. *(Es geht mir unter die Haut. Man muß sich seiner Haut wehren. Aus der Haut fahren.)*

Ich habe Patienten mit Ellbogenekzemen beobachten können, die sich in beklemmenden oder einengenden Lebenssituationen befanden und deren Seele sich »Ellbogenfreiheiten« verschaffen mußte. Auch können Innenhandekzeme auftauchen, wenn sich die Betroffenen in Lebenskrisen befinden und sich aus ihren

---

7 Als Meridiane werden in der chinesischen Medizin Energieströmungen auf der Haut bezeichnet, welche die inneren Organe repräsentieren.

Handlungen zurückziehen, beziehungsweise Ereignisse nicht begreifen wollen. Solche Zusammenhänge zu erkennen, ist für Arzt und Patient gleichermaßen wichtig, was aber nicht heißen soll, daß die Symptome allein vom Seelischen her zu behandeln sind.

Die moderne Psychoanalyse – besonders in Frankreich – spricht vom »Haut-Ich«[8], weil sie erkannt hat, daß sich das eigentliche Wesen des Menschen nicht irgendwo im Inneren befindet, sondern in der gesamten Sinnesperipherie und somit im unmittelbaren Weltkontakt steht. Das Zentrum liegt an der Peripherie. Von dort können schon in frühester Jugend Überforderungen kommen, die unsere »seelische Haut« angreifen, beziehungsweise zerstören, so daß ein »Kern ohne Hülle« entsteht. Durch die vielen negativen sinnlichen und seelischen Überforderungen, die wir heute gar nicht mehr verdauen können – die Psychologie spricht von »Bilderfettsucht«, wehren wir uns unbewußt unserer Haut, und sie sagt uns dann deutlich, wo unsere »Grenzen« sind.

Ein typisch seelisch-organisches Geschehen kann sich beispielsweise bei der Pubertätsakne abspielen. Einerseits ist es eine tiefgreifende Stoffwechselstörung in den Entwicklungsjahren, in deren Verlauf zu viel Talg in der Haut gebildet wird und Bakterien diesen Talg sekundär in aggressive Fettsäuren umwandeln, andererseits kann sie aber auch mit Abgrenzungs- beziehungsweise Selbstfindungsproblemen zu tun haben. »So bietet die Pubertätsakne manchmal eine hervorragende Entwicklungshilfe, wenn die Introversion, der notwendige Rückzug von der Umwelt zur Selbstfindung nicht gelingt. Man sieht die schwere Akne oft bei Jugendlichen, die glauben, alles mitmachen zu müssen und sich nicht entziehen zu dürfen. Aus Anpassungsgründen über-

---

8 Der Begriff »Haut-Ich« wurde erstmals von Robert Musil in seinem Roman *Der Mann ohne Eigenschaften* verwendet.

fordern sie sich seelisch und körperlich, zeigen pseudosexuelles Verhalten und frühreifes Erwachsenengebaren. Es ist letztlich die Hautkrankheit, die sie davor schützen kann, Beziehungen einzugehen, mit denen sie sich völlig übernehmen würden. Sie ›schreckt‹ ab und soll eine Weile abschrecken, nämlich während der Reifezeit.«⁹

Ein anderes Beispiel findet sich in den Erinnerungen des amerikanischen Schriftstellers John Updike, in denen er unter anderem Gründe seiner Hautkrankheit, nämlich einer Psoriasis (Schuppenflechte), beschreibt und wie er sich mit ihr innerlich auseinandersetzt.

»Psoriasis hält einen in Atem. Geheimhaltungsstrategien schießen ins Kraut, und die Selbstprüfung nimmt kein Ende. Man wird vor den Spiegel gezwungen, wieder und wieder. Psoriasis treibe einen in den Narzißmus, wenn wir uns einen Narziß denken, dem nicht gefiel, was er sah. Bei bestimmter Beleuchtung findet man sein Gesicht ganz passabel, bei anderer nicht. Rasierspiegel und Autorückspiegel sind erbarmungslos, das rauchige Spiegelglas in Flugzeugtoiletten dagegen ist besonders schmeichelhaft und beschwichtigend: man sieht darin so ebenmäßig braun aus wie ein Filmstar. Auf dem Rückflug aus der Karibik bewunderte ich jedesmal mein verbessertes Aussehen. Jahre vergingen, bis ich entdeckte, daß ich auf dem Hinflug genauso gut aussah in dem schummrigen Toilettenlicht. Ich kann auf der Straße nicht an einer spiegelnden Fassade vorbeigehen, ohne hineinzusehen, in der Hoffnung, mich ein bißchen zum Guten verändert zu haben. Die Natur und das Ich, die zwei großen Hälften des irdischen Seins, sind beide zwiegespalten durch eine gebannte Ambivalenz. Man haßt seine anormale, von Ausschlag blühende Haut, beobachtet sie aber ständig mit brütender, ängstlicher Wachsamkeit. Man haßt die Natur, die einem so etwas angetan

<hr>

9 Gerd Overbeck, Krankheit und Anpassung. Frankfurt/M. 1984, S. 54.

hat, aber nur sie, die nämliche Natur, kann um Tilgung, um Heilung angerufen werden. Nur die Natur kann Psoriasis vergeben; der Leidende in seiner Selbstverachtung billigt anderen Menschen diese Macht nicht zu. Vielleicht hat das Unbehagen, das mit meiner ersten Erinnerung einhergeht, mit der Gegenwart meiner Mutter zu tun: ich wollte allein sein mit der Sonne, der Luft, den fernen Geräuschen, der Möglichkeit, daß meine Häßlichkeit doch noch verschwinde.«[10]

Was hat nun andererseits die Haut mit den inneren Organen zu tun? Schon Samuel Hahnemann hat erkannt, daß sie bei Hautkrankheiten immer beteiligt sind und daß diese vornehmlich behandelt werden müssen. Werden die Symptome wieder nach innen gedrückt oder kommen sie aus anderen Gründen nicht an die Oberfläche, verschlimmern sich die Krankheiten und maskieren sich auf die vielfältigste Art: Die »Psora«, eine Unordnung im gesamten Organismus, tritt auf. Wir kennen das auch bei Kinderkrankheiten – zum Beispiel bei Masern, wenn der Ausschlag nicht richtig herauskommen will und dann eine innere Krankheit in Form von Lungen- oder Hirnhautentzündung auftritt.

»Wenn der Arzt gewissenhaft und verständig verfahren will, darf kein Hautausschlag, gar keiner, er sei von welcher Art er wolle, durch äußere Mittel vertrieben werden. Die menschliche Haut bringt aus sich allein, ohne Zutun des übrigen lebenden Ganzen, keinen Ausschlag hervor, wird auch auf keine Weise krank, ohne vom allgemeinen, krankhaften Befinden, von der Anormalität des ganzen Organismus dazu veranlaßt und genötigt worden zu sein.«[11]

---

10 John Updike, Selbst-Bewußtsein, Reinbek 1995, S. 64 f. (Das entsprechende Kapitel heißt: »Im Krieg mit meiner Haut«.)

11 Samuel Hahnemann, Die chronischen Krankheiten; zitiert nach: Richard Haehl, Samuel Hahnemann. Sein Leben und Schaffen. I. Band, Leipzig 1922, S. 158 f.

Weiter unten werden dazu einige Beispiele aus der Praxis angeführt.

Die Probleme fangen schon bei der gewöhnlichen trockenen Haut an: Wir müssen ihr zwar befeuchtende Pflege zuführen, aber die eigentliche Therapie liegt in der »inneren Befeuchtung«. Eines der wichtigsten inneren Organe zur Befeuchtung ist die Leber, die im Wasserhaushalt eine wichtige Rolle spielt. Wir können daher auch mit einer »inneren Ölung« zum Beispiel mit Nachtkerzenöl nachhelfen. Eine äußerliche Anwendung natürlicher, menschengemäßer Kosmetika und die innerliche Einnahme bestimmter Heilmittel sollen der Haut verhelfen, wieder ihre individuelle Mitte zwischen *zu* trocken und *zu* feucht zu finden.

Die stoffwechselhaft-feuchten Hautkrankheiten haben wir zum Beispiel bei Allergien, Vereiterungen, Entzündungen, die borkenhaft-trockenen bei Neurodermitis, Schuppenflechte oder Fischschuppenkrankheit. Dazu gibt es natürlich viele Mischformen. Besonders die Schuppenflechte ist in diesem Zusammenhang bemerkenswert: Die Zellen verlieren ihren gesunden 28 Tage-Rhythmus und reifen und verhornen zu früh. Wie in der Natur, zum Beispiel bei Bäumen, bilden sich Rinden beziehungsweise Borken, löst man sie ab, blutet die Haut sofort. Die Psychosomatik spricht hier von früher entstandenen seelischen Verwundungen, die einen Panzer brauchen.

Auf eine Substanz, die die Haut gesund und elastisch erhält, sei an dieser Stelle hingewiesen, weil sie in der stickstoffüberdüngten Ernährung immer mehr fehlt, aber für die Abgrenzung nach innen und außen unbedingt nötig ist: die Kieselsäure (silicea). Wir finden sie unter anderem im Getreide, besonders in Hirse und Gerste, aber auch im Schachtelhalm (Zinnkraut), der in der biologischen Landwirtschaft bei Pilzbefall eingesetzt wird und damit natürlich auch dem Menschen hilft. In der Homöopathie bevorzugt man eine Therapie mit potenziertem Kiesel oder in organischer Form und nicht die reine »Kieselerde«.

Daß unsere Haut auch mit unserer »sozialen Hülle«, zum Beispiel der Familie zu tun hat, zeigen Untersuchungen, die man 1992 in Hannover an 4219 neurodermitischen Kindern durchgeführt hat.[12] Dort wurde unter anderem festgestellt, daß fast 70 % dieser Kinder eine Vererbungsdisposition hatten und daß, wenn die Eltern nicht unter Neurodermitis leiden, das Erkrankungsrisiko nur ein Fünftel von den mit Neurodermitis betroffenen Eltern ist. Also eine schon vererbte »Psora«.

Da ausländische Kinder wegen der meist stabileren Familiensituationen weniger betroffen sind, diskutierte man auch die sozialen und kulturellen Faktoren dieser Krankheit. Die Ergebnisse dieser Studien zwingen nach Aussagen der Verfasser zum »Umdenken«.

Einen nicht unwesentlichen Beitrag zu diesem Prozeß des Umdenkens läßt sich bei Goethe finden, der in seiner Jugend die Blattern (Pocken) durchleiden mußte.

»Alles, was lebendig wirken soll, muß eingehüllt sein. Und alle diese Rinden und Häute und Haare sind doch wieder nur ewig sich absondernde, abstoßende, dem Unleben hingegebene Hüllen, hinter denen immer neue Hüllen sich bilden, unter welchen sodann, oberflächlicher oder tiefer, das Leben sein schaffendes Gewebe hervorbringt.«[13]

---

12 Vgl. Niedersächsisches Ärzteblatt 8/1995.
13 Zitiert nach Gion Condrau/Heinrich Schipperges, Unsere Haut. Spiegel der Seele-Verbindung zur Welt, Zürich 1993, S. 17.

Die Haut als Ganzheitsorgan in Gesundheit und Krankheit

Wie jedes andere Organ erteilt uns auch die Haut gemäß ihrer Lage, Form, Tätigkeit und Farbe Auskunft über sich selbst. Wie vielleicht nur noch unser Blut ist sie das umfassendste und universellste Organ, da sie die menschliche Form abbildet und umhüllt, die spezifisch menschliche Farbe, das Inkarnat, repräsentiert und in den Reflexzonen, Meridianen und Organpunkten die gesamten inneren Organe widerspiegelt – also auch die seelische Befindlichkeit.

Deshalb wird sie – besonders in der östlichen Medizin – als wichtiges *diagnostisches* Organ herangezogen. Es ist ein signifikanter Unterschied, ob man an den Händen, den Füßen, im Brustbereich oder am Hinterkopf schwitzt, ob Ekzeme im rechten, oberen oder vornehmlich unteren Bereich des Körpers auftreten oder die Zunge bräunlich, gelb oder weiß belegt ist. Das gleiche betrifft auch die Gesichtszonen, die als Stirn, Wangen und Kinnpartie jeweils verschiedene Körperregionen repräsentieren.

Wie können wir uns nun über die Haut und ihre vielfältigen Abweichungszustände ein Bild der zugrundeliegenden Krankheit beziehungsweise organischen Schwäche machen?

In den vorangegangenen Kapiteln wurde angedeutet, daß eine wesentliche Hilfe für ein vertieftes Krankheitsverständnis das Gesetz der Polarität ist, des aufeinander bezogenen Gegensatzes – in der chinesischen Weltauffassung als Yin und Yang bezeichnet. Wir können ihn als Schlüssel alles Irdischen studieren: als Gegensatz von Licht/Finsternis, männlich/weiblich, oben/unten, Gut/Böse, aber auch als trocken/feucht oder warm/kalt. Der Volksmund hat recht, wenn er sagt: »Den Kopf halt kühl, die Füße warm.« Werden die Füße aber durchnäßt und »erkältet«, so

äußert sich der Organismus an seiner polaren Seite: Eine Kopfer-
kältung, zum Beispiel Nebenhöhlenentzündung (Sinusitis), tritt
auf und damit eine Überhitzung dort, wo sie nicht hingehört.

Als eine wesentliche Polarität wurde der Gegensatz von verhärtenden, vertrocknenden, das heißt meist chronischen Krankheiten
– von der Medizin mit der Endsilbe -ose bedacht wie zum Beispiel
Arthrose, Sklerose oder Cirrhose – und als ihr Gegenpol die akuten, fieberhaften und somit auflösenden Krankheiten – als -itis bezeichnet wie Arthritis, Hepatitis, Dermatitis et cetera – beschrieben. Heilt eine schwere Entzündung zum Beispiel nicht aus, und
beginnt somit allmählich chronisch zu werden, so endet sie meist
in ihr Gegenteil: Aus der Hepatitis wird dann eine Lebercirrhose,
aus der Paradontitis eine Paradontose beziehungsweise aus der Arthritis eine Arthrose. In diesem Zusammenhang sei auch auf den
Segen der Überwärmung zum Beispiel bei solch einer verhärtenden und zerstörerischen Krankheit wie dem Krebs hingewiesen.

Einer der wichtigsten Schlüssel zum Krankheitsverständnis
und der Therapie ist in der anthroposophisch orientierten Medizin die Idee der »Dreigliederung« – nicht Dreiteilung – des
menschlichen Organismus. Sie unterscheidet im Organischen
Strukturen, die in die Erstarrung, Formbildung, Abgrenzung und
Ablagerung gehen, wie sie physiologisch im Nerven-Sinnesorga-
nismus und im Gehirn im sogenannten »oberen Menschen« zu
finden sind, der mit seinen abhauenden Kräften zwar den ganzen
Organismus durchdringt, aber im Kopfbereich seine Domäne
hat. Im Gegensatz dazu finden wir im »unteren Menschen« die
an den Stoffwechsel- und Bewegungsorganismus gebundenen
Kräfte der Bewegung, Auflösung und des Aufbaus. Eines der
Hauptorgane dieses Bereichs, die Leber – in der chinesischen
Medizin der »General des Körpers« genannt, hat mit dem Wort
»Leben« einen beziehungsreichen Zusammenhang. In ihm wird
also, besonders in der Nacht, Leben erneuert. So ist gewiß
bekannt, daß am »Todespol« des Menschen, dem Gehirn, fort-

während Zellen zerstört werden, die nicht nachwachsen, und am entgegengesetzten Bereich, dem »Lebenspol«, der Fortpflanzung, sich bis ins Alter hinein Zellen permanent erneuern.

In den sogenannten mittleren Funktionen – speziell gebunden an Atmung, Kreislauf und allen natürlichen Lebensrhythmen – die chinesische Medizin spricht von der »Organuhr« – manifestiert sich das ausgleichende, gesunderhaltende Element. Denn Rhythmus ist, erhält und garantiert Leben und damit unsere Gesundheit. Diese Funktion wurde in der alten Medizin als »Merkur« bezeichnet.

Die Haut umfaßt nun in einmaliger Weise diese drei Funktionskreise. Sie hat ihren Hauptschwerpunkt, den sogenannten Sinnesbereich, in dem auch die Haut abschuppt und verhornt, in der sogenannten Oberhaut, der Epidermis, in der auch die meisten Nervenendigungen sind und wir, wenn wir an die Hände denken, das »Fingerspitzengefühl« entwickeln können. Als Teil des Nerven-Sinnessystems ist sie besonders in der Kindheit gefährdet, und ihre therapeutische Beziehung als ein Wahrnehmungsorgan stützt sich darauf, wenn wir etwa Bäder, Massagen, Öle oder Akupunktur anwenden. Die Hautzellen selbst werden in der Keimschicht der Epidermis gebildet und brauchen normalerweise achtundzwanzig Tage – also einen Mond- oder auch Menstruationsrhythmus – um abgeschilfert zu werden. Ist dieser Mineralisierungs- beziehungsweise Nerven-Salprozeß zu übermächtig, vertrocknet, verhornt und verdickt sich die Haut zu stark. Sie verliert bei solchen Erkrankungen ihre ursprüngliche Feuchte und damit Jugendlichkeit wie zum Beispiel bei der Neurodermitis. In der Therapie wird dann besonders die polare Seite, der vitale beziehungsweise Stoffwechselpol aktiviert werden müssen.

Umgekehrt hat die Haut in ihren tieferen Schichten, der Unterhaut (Subcutis), eine Beziehung zum Stoffwechsel, zur Muskulatur und zur Fettbildung. Dort ist der eigentliche Stoffwechselpol der Haut. Beispielhaft hierfür kann man in der Pubertät erleben, wie ein oberflächliches Ekzem der Nerven-Sinnes-schicht der Haut spontan abheilt und sich nun deren Stoffwech-selseite mit einer pathologischen Fettbildung meldet: Die Akne tritt auf. Diese Stoffwechsel- und Entgiftungsfunktion der Haut ist für die generelle Gesunderhaltung sehr wichtig.

Obwohl die entzündlichen Hautkrankheiten eine Domäne der Jugend sind und die abbauend-vertrocknenden mehr die des Alters, so können natürlich auch Umkehrungen stattfinden, wie die vertrockneten Endzustände der Neurodermitis im Kleinkind-alter oder die noch im späteren Alter auftretende Akne. Im Falle der entzündlichen also auflösenden Hautkrankheiten und beson-ders der Allergie wird man nun mehr von den formgebenden, abkühlenden und strukturierenden Nervensinneskräften ausge-hen, wie wir sie in verschiedenen Pflanzenwurzeln, Mineralien und in einer spezifischen Diät vorfinden.

Bei jeder Heilung wird man versuchen, den »inneren Arzt« anzusprechen, den Rhythmus, wie er in der mittleren Schicht der Haut, dem sogenannten Corium, der Lederhaut mit ihrer Viel-zahl von Arterien, Venen und Lymphdrüsen zu stabilisieren und mit Außenanwendungen den Blut- und Atmungsbereich zu akti-vieren versuchen. Damit ist eine erste Orientierung für diese Krankheit gegeben, an die sich ein wichtiges medizinisches Grundgesetz anschließt: Innen und Außen, das heißt Zentrum und Peripherie, Oben und Unten, Bewußtsein und organisches Leben sind aufeinander bezogen, und oft wenn eine Krankheit in einem dieser erwähnten Systeme erscheint, sitzt die Ursache dazu im polaren Bereich. Bei der *Haut* sahen wir die Bedeutung der inneren Organe. Bei den *inneren Organen* die der Haut und ihre therapeutischen Möglichkeiten durch Akupunktur und Außenanwendungen. Bei Krankheiten wie Migräne erfahren wir die Bedeutung des entgegengesetzten Stoffwechselpols (etwa Gallenmigräne, Menstruationsmigräne, ovarielle oder hormo-nelle Migräne).

Generell kann man somit sagen: Organische Krankheiten haben ihren Hauptursprung im Seelischen. Seelische und sogenannte Geisteskrankheiten im organisch Stoffwechselhaften. Wie sonst würden zum Beispiel Bachblüten bei psychischen Unregelmäßigkeiten helfen können oder eine bestimmte Diät? Mit den homöopathischen Mitteln aus dem Mineral-, Pflanzen- und Tierreich soll der Organismus zur Selbstheilung angeregt werden, und eine menschengemäße Kosmetik wird nicht die fehlenden Stoffe substituieren, sondern die Selbstheilungskräfte der Haut anregen. Eine *solche* Kosmetik als Außenanwendung, die mit der Haut und nicht gegen sie arbeitet, ist nicht nur pflegend, sondern auch heilsam.

Dies alles bedarf aber einer umfassenden Kenntnis der Natur und des kranken Menschen. Christoph W. Hufeland – zeitweilig Goethes Leibarzt – nannte das die »Physiognomie der Krankheit«, was auf den individuellen Gesichts- beziehungsweise Wesensausdruck einer Krankheit hindeutet. Wenn wir vom Gesichtsausdruck eines Menschen sprechen, betrachten wir ja auch nicht nur das »Symptom« Nase, sondern die ganze Haltung, Augenstellung, Ohrgröße oder die Gesichtsfarbe, um ein Wesensbild der betreffenden Person zu erhalten – ob sie zum Beispiel offen oder verschlossen ist. Die Medizin ist nach Hufeland eine Kunst, die die Theorie, das heißt Idee und empirische Beobachtung zusammenfügen und dann lernen muß, »... die Sprache der Natur zu verstehen, das Wesentliche von dem Zufälligen abzusondern, und aus der ganzen Physiognomie der Krankheit zu erkennen, was die Fehler der leidenden Natur, und welches ihre Bedürfnisse, Wünsche und Anforderungen an die Kunst sind.«[14]

14 Christoph W. Hufeland, Ein Wort an meine Herren Zuhörer; in: Ders., Kleine medizinische Schriften, Bd. 2, Berlin 1822, S.6; zitiert nach Wolfgang Genschorek, Christoph Wilhelm Hufeland. Der Arzt, der das Leben verlängern half, Leipzig 1976, S. 69.

Ähnlich wie eine Wesensbeziehung zwischen den einzelnen Systemen des Körpers existiert, besteht sie auch unter bestimmten Organen, die als Vater, Mutter und Geschwister sogenannte »Organfamilien« bilden und engere oder weiter auseinander hegende Verwandtschaft besitzen. Diese muß man kennen, wenn ihre Krankheiten nach außen durchschlagen oder, von der Haut vertrieben, auf die entsprechenden inneren Organe zurückschlagen.

In der chinesischen Medizin wird ein solcher geschwisterlich-inniger Zusammenhang unter anderem zwischen der Lunge und dem Dickdarm hergestellt. Beide werden in der Embryonalzeit als ein gemeinsames Organ gebildet, das sich dann teilt und getrennt als Lunge nach oben und als Dickdarm nach unten wandert. Beide sind wichtige Entgiftungs- und Ausscheidungsorgane für die Luft beziehungsweise das nicht zu verdauende Flüssig-Feste. Was nun für die Lunge gesund ist, nämlich viel Luft und wenig Schleim in sich zu haben, das ist für den Darm krankhaft – und umgekehrt. Die Lunge kann zu stark die Tendenz des Dickdarms annehmen, wie es in vielen allergischen Fällen zu erleben ist, der Darm dagegen mit mehr Luft als Schleim tendenziell die Funktion der Lunge. Da sie aufeinander bezogen sind, kann eines dem anderen helfen. Blockiert man nun in einem Organgebiet die Krankheit oder blockiert sie sich selbst, so muß sie auf das ihr entgegengesetzte Organ ausweichen. Daher erklärt sich auch der Zusammenhang von Husten und Durchfall, aber auch die Anwendung bei unstillbarem Husten – zum Beispiel Keuchhusten – mit Einlaufen oder die generelle Therapie bei Lungenkrankheiten über den Darm.

In der Praxis kann man diese Wechselbeziehung öfter beobachten, wenn zum Beispiel aus einem verdrängten Asthma eine schwere Dickdarmproblematik wird oder aus einer verdrängten Colitis eine Lungenerkrankung.

Dieser Zusammenhang war im Mittelalter selbstverständlich auch den arabischen Ärzten geläufig und fand immer wieder

Erwähnung in den tradierten Gesundheitsregeln. »Alle Katarrhe, die durch Wärme wie die durch Kälte erzeugten, ergießen sich sehr oft in die Lungenkanäle [Bronchien] und füllen sie plötzlich an wegen der Menge des Schleims, der heruntersteigt und wegen der Schwächung des Organs, das sie empfängt. Die Schwäche führt zu einer Behinderung der ausstoßenden Kraft, den Schleim durch Husten auszuscheiden; das kann den Tod des Kranken durch Asphyxie [Ersticken] verursachen oder die ›Aufstehkrankheit‹ [Asthma], die Kurzatmigkeit genannt wird.

Manchmal fließen die Schleimmassen in die Magenhöhle, dann entwickeln sich die Magen-Darm-Katarrhe, Krankheiten, die man nur schwer kurieren kann.«[15]

Betrachtet man in diesem Zusammenhang einige Heilmittel der Homöopathie und Naturheilkunde, so findet man zum Beispiel im Brechweinstein (Tartarus emeticus), eine Antimonverbindung, aber auch in vielen schleimhaltigen und gerbstoffreichen Heilpflanzen einen gleichzeitigen Bezug zu Lunge *und* Darm.

---

15 Maimonides (1135–1204), Regimen Sanitatis oder Diätetik für die Seele und den Körper. Übersetzung und Einleitung von Süssmann Muntner, Basel/New York 1966, S. 108 f.

Das Heringsche Gesetz und die Haut

Es ist in der Heilkunde eine unbestrittene Tatsache, daß der Organismus zur Selbsterhaltung und Selbstheilung alles versucht, um über seine natürlichen Ausscheidungsorgane Überflüssiges oder gar Schädliches zu eliminieren. Das sind besonders Schweiß, Urin und die Fäkalien. In Krankheitszuständen macht er das in verstärktem Maße und benutzt noch zusätzlich andere Organe wie Nase, Ohren, Schleimhäute, und wenn das nicht ausreicht, bohrt er sich zusätzlich Ausgänge in Form von Geschwüren, Abzessen und Furunkeln – oder benutzt in verstärktem Maße die Haut.

In der traditionellen Medizin des Westens und Ostens hat man deshalb alle Absonderungen als ein wichtiges Symptom einerseits der Selbstheilung und andererseits für die Möglichkeit einer Diagnostik innerer Krankheiten angesehen und mit geeigneten Maßnahmen den Organismus in seiner Tätigkeit unterstützt. So versucht unser »innerer Arzt« im Falle einer Nahrungsmittelunverträglichkeit die Gifte durch Durchfall zu entfernen. Aus instinktivem Wissen heraus hat man früher dem Körper durch treibende und entgiftende Maßnahmen geholfen, mit der Ausscheidung schneller fertig zu werden und ihn nicht durch blockierende Maßnahmen, das heißt verstopfende Mittel an seiner Selbstheilung zu hindern versucht – was natürlich bei schweren Infektionskrankheiten mit Flüssigkeitsverlust und Mineralmangel nicht möglich ist.

Dieser Ausscheidungsstrom verläuft also zentrifugal, das heißt vom Zentrum zur Peripherie, und unter diesem Gesichtspunkt müssen wir auch die Hautkrankheiten anschauen lernen. Denn entsteht aus der notwendigen zentrifugalen Richtung die umgekehrte, also zentripetale, das heißt der Weg von außen nach innen, den man mit bestimmten Salben oder anderen Maßnahmen erzielen kann, dann schlägt die Krankheit nach innen zurück, weil der Entgiftungsvorgang nicht möglich ist: Die Krankheit bekommt nun im Laufe der Zeit verschiedene seelische und organische »Masken«.

Der amerikanische Homöopath Constantin Hering (1800– 1880), ein eifriger Schüler Hahnemanns, hat diese Tatsache in seinem therapeutischen Vorgehen fest verankert und als Gesetz formuliert.

Der Körper versucht stets, die Krankheit von den tieferen, organischen Ebenen auf oberflächlichere, äußere Ebenen zu verlagern. So verbessert ein auftretender Hautausschlag oft das Asthma, eine plötzlich einsetzende Harnflut den Kopfschmerz oder ein starkes Schwitzen die Angst. Betrachtet man die Krankheit nur als statisches und nicht zusammenhängend dynamisches Geschehen, so ist man leicht geneigt, die Krankheit zu unterdrücken, was eine Verschlimmerung und Verlagerung nach sich zieht. Das betrifft auch die psychische Symptomatik, die sich oft verschlimmert, wenn die Krankheit von außen nach innen »vertrieben« wird.

Ein anderes Gesetz Herings betrifft die Heilungsfolge der aufgetretenen Krankheitssymptome. Die Besserung der Symptome tritt meist in umgekehrter Reihenfolge ein, wie sie aufgetreten sind. Mit anderen Worten: Die zuletzt aufgetretenen heilen zuerst ab und geben dann die weiter zurückliegenden frei, die dann mit anderen oder zusätzlichen Heilmitteln angegangen werden müssen. Der homöopathische Arzt freut sich, und der Patient wundert oder ärgert sich, wenn unter der Behandlung zum Beispiel mit Schwefel alte, zurückgedrängte Symptome wieder auftauchen oder eine Erstverschlimmerung einsetzt – was aber zur Heilung gerade chronifizierter Krankheiten notwendig ist. Denn diese Heilungsverläufe brauchen von beiden Seiten Zeit und Geduld. Bildhaft läßt sich dies mit dem Heben eines versunkenen Schiffwracks vergleichen, wobei ja auch aller möglicher Unrat zutage tritt.

Dazu zwei Beispiele aus der Praxis.

• Eine etwa 35-jährige Frau kommt wegen schwerer Depression in die Behandlung. Während einer vor einem halben Jahr aufgetretenen Ehekrise waren ihr ein Teil ihrer Haare, auf deren Schönheit sie besonders stolz gewesen war, ausgefallen. Allmählich entwickelte sich ausschließlich im Gesicht eine »abstoßende« Akne, wie sie manchmal bei seelischer Überforderung noch im höheren Alter auftreten kann. Diese wurde von einem Spezialisten mit Antibiotika und anderen Substanzen behandelt und verschwand allmählich, tauchte aber kurz darauf als Depression, als »Ausschlag auf der Seele« wieder auf. Das kann auch alle nach innen getriebenen Vereiterungen wie Furunkel betreffen (auch unter rein homöopathischer Behandlung!), bei denen man also sehr vorsichtig sein muß, sie nicht nach innen zu treiben, da sie oft mit seelischen Entgiftungen zu tun haben und durch die Zurückdrängung zu schweren seelisch-geistigen Beeinträchtigungen führen können.

Für die Richtigkeit der Heringschen Regeln, die natürliche nicht nach heutigen wissenschaftlichen Kriterien aufgestellt wurden, sei beispielhaft für viele zeitgenössische Krankheitsverläufe ein weiterer Fall berichtet.

• Eine etwa fünfzigjährige Patientin kam mit einer schubweise auftretenden entzündlichen Dickdarmerkrankung (Colitis) in die Praxis. Aus der Vorgeschichte ergab sich, daß sie vor Jahren an einem stark juckenden Ekzem gelitten hatte, das mit Cortisonsalben behandelt wurde und allmählich verschwunden war.

Im Lauf der Zeit entwickelte sich bei ihr ein allergisches Asthma, das von einem weiteren Facharzt mit Cortison und anderen Medikamenten behandelt wurde, sich daraufhin besserte und nicht mehr wiederkam. Im weiteren Verlauf bekam sie uncharakteristische Bauchbeschwerden, Nahrungsunverträglichkeit und Durchfälle: Eine Dickdarmreizung kündigte sich an. In diesem Stadium kam sie mit einer nun chronifizierten Symptomatik in die homöopathische Behandlung. Somit lagen die oben dargestellten drei Krankheitsebenen vor – Nerven-Sinnessystem, rhythmisches und Stoffwechselsystem – und eine maskierte Ursache, die aber in die Tiefe des Organismus vertrieben wurde und sich nun in ihrer Symptomatik wesentlich verschlimmerte.[16]

Im Verlauf der Therapie mußte die Krankheit wieder rückgängig gemacht und über das Asthma an ihren ursprünglichen Platz, die Haut, zurückgebracht werden, um die medizinisch verursachte »innere Psora« wieder nach außen zu bringen.

Eines der bewährten Heilmittel, das in der Homöopathie bei unterdrückten Krankheiten gegeben wird, ist der Schwefel (Sulfur), der, wie wir von Senf, Rettich, Brunnenkresse und anderen schwefelhaltigen Nahrungsmitteln wissen, die Hautausscheidung aktiviert, indem sich zum Beispiel Pickel oder Akne verstärken. Daneben wurde noch mit anthroposophischen Heilmitteln die natürliche Funktion der Nebenniere aktiviert und Schicht um Schicht die Krankheit angegangen, bis wieder ein relativ mildes Ekzem auf der Haut auftrat.

Diese Krankengeschichte ist auch ein signifikanter »Beweis« für die Existenz der Dreigliederung. Denn wir haben mit Haut, Lunge und Darm jeweils einen der drei Hauptrepräsentanten von Nerven-Sinnessystem (Haut), rhythmischem System (Lunge) und Stoffwechselsystem (Darm) vor uns, die eng miteinander verbunden sind.

Hat man diesen Zusammenhang von äußerer und innerer Psora erkannt, so findet man bei vielen Patienten eine eindrucksvolle Bestätigung.

So hielt ich vor Apothekern ein Seminar über Zeitkrankheiten und ihre Behandlung mit anthroposophischen Heilmitteln. In diesem Zusammenhang erwähnte ich auch die Zunahme der Hautkrankheiten und der Allergien. In der folgenden Aussprache berichtete eine Apothekerin, wie sie jahrelang an einem lästigen Ekzem beider Hände litt, das nach Cortisongaben verschwand und dann als Pollenallergie auftrat. Diese wurde von einem Spezialisten mit desensibilisierenden Methoden behandelt und verschwand tatsächlich auch – allerdings um sich später als schweres allergisches Asthma zurückzumelden. Dieses wurde dann mit Inhalationen eines spezifischen Mittels aus der anthroposophischen Medizin geheilt.

---

16 Es kann auch vorkommen, daß die Lunge übersprungen wird und die Hautproblematik sich ohne Übergang in ein Verdauungsproblem verwandelt. Dabei ist interessant, daß Haut, Lunge und Darm, auch wenn sie zum Teil innen liegen, doch Außenweltorgane sind, die sich mit den Elementen – die Haut mit allen – und Lunge und Darm selektiv mit Luft und Nahrung auseinandersetzen müssen.

Die Haut in der östlichen Heilkunde

Die chinesische Heilkunst, mit ihrem vertieften Verständnis von der Polarität des Seins, den verschiedenen »Organfamilien«, der Akupunktur und Kräuterheilkunde, hat insofern große Erfolge bei Hautkrankheiten, weil man auch dort die Krankheit als *Folge* innerer Störungen ansieht und dementsprechend behandelt. Vergleicht man die östliche Weisheit mit der westlichen, anthroposophischen Geisteswissenschaft, gerade was die Hautausstrahlungen und Hautausdünstungen bei psychischen Problemen angeht, wird man viele Gemeinsamkeiten finden, die auf tiefere geistige Zusammenhänge deuten. Die Haut als Ganzheitsorgan, die etwas »außerordentliches Braves« (Rudolf Steiner), das heißt unschuldiges hat, wird demnach allein durch die vereinzelten »egoistischen« Organe in Mitleidenschaft gezogen.

Viele Akupunkturpunkte der chinesischen Medizin bei Hautproblemen liegen daher auf den Meridianen Dickdarm, Leber und Blase.

Interessant ist dabei, daß die östliche Medizin eine ähnliche Ausscheidungsfolge kennt wie die oben beschriebene. Sie stellt nämlich fest: Was Blase und Niere nicht ausscheiden können, das muß der Darm übernehmen. Was dieser nicht mehr ausscheiden kann, gibt er an die Lunge weiter. Wenn nun alle zusammen nicht mehr in der Lage sind, die Gifte auszuscheiden, dann gibt es noch eine letzte Möglichkeit: die Haut und Schleimhäute. Können auch diese es nicht mehr vollziehen, bricht eine schwere Krankheit aus, die im Extremfall zum Tod führen kann. Aufschlußreich in diesem Kontext ist, daß die Medizin auch vom »Ekzemtod« bei Säuglingen spricht.

Auf diese Zusammenhänge einmal aufmerksam gemacht, versteht man auch, warum nach langen unterdrückten Hautkrankheiten plötzlich ein Dickdarmkrebs auftaucht, ein lang bestehendes Lungenemphysem nach radikaler Behandlung als Darminfarkt auftritt, eine geschwürige Dickdarmentzündung (Colitis ulcerosa) nach langer Immunsuppression zu einer Lungenentzündung führt. Manchmal ergibt sich aber auch eine positive Entwicklung. So nach einem einwöchigen Durchfall während eines Indienaufenthalts, nach dem sich die Haut, die immer von kleinen Pickeln übersät war, vollständig reinigte.

Interessant ist in diesem Zusammenhang auch, daß die chinesische Medizin Niere und Blase als zugrundeliegend bei allen Hautproblemen ansieht. In der Nebenniere werden unter anderem zwei körpereigene Hormone gebildet, die in der Medizin bei Entzündungen, Asthma, Allergien et cetera eingesetzt werden: Adrenalin und Cortison. Als wasserregulierendes Organ hat die Niere eine spezifische Beziehung zur Haut, die sogar einen Teil der Urinausscheidung besorgt, wenn die Nieren zu versagen drohen. Da die Nieren in der östlichen Medizin mit der Angst zu tun haben – wenn einem etwas buchstäblich *an die Nieren geht*, so können wir auch den Angstschweiß verstehen, läßt sich auch deren Aktivität an der Tätigkeit der Haut und ihrer Farbe wahrnehmen.

Da die Organenergien als sogenannte Meridiane auf der Haut verlaufen, ist ihr Studium insofern eine große Hilfe, weil sich manchmal umschriebene Hautkrankheiten selektiv auf den entsprechenden Meridianverläufen zeigen: bestehende faule Mundecken auf dem Magenmeridian oder als Eiterpickel in der Schläfengegend, wo der Gallenmeridian verläuft. Folgerichtig konnte immer wieder beobachtet werden, daß in einem solchen Fall auch klinisch eine Gallenschwäche vorlag, die dann zusammen mit den Eiterpickeln nach Gabe von Chelidonium (Schöllkraut) allmählich verschwand.

Nimmt man diese Erkenntnisse ernst und macht sie zum therapeutischen Grundsatz – alles was die Haut aktiviert, schützt den Körper vor inneren Komplikationen, so kann man differenzierter und tiefgreifender behandeln.

Dies gilt zum Beispiel für das Fieber, besonders im Kindesalter. Wir kennen das *feuchte,* schwitzende Fieber und das trockene. Ersteres verursacht oft den glühenden Kopf, starkes Schwitzen und kalte Füße. In der Homöopathie wird es mit Wadenwickeln, kühlen Einläufen und Belladonna behandelt. Gefährlicher ist aber das *trockene* Fieber, bei dem sich die ganze Haut noch zusätzlich abkühlt, die Hitze sich nach innen staut – meist auf weit über 40 Grad steigt – und somit leicht auf die inneren Organe schlägt. In diesem Fall muß die Haut durch kurze warme Bäder, schweißtreibende Tees wie Linden- oder Holunderblüten und Abreibungen zum Ausscheiden, das heißt Schwitzen veranlaßt werden, um eine eventuelle Komplikation in Form von Lungen- oder Hirnhautentzündung abzuwehren. Dies betrifft auch das nicht richtige Herauskommen von Ausschlägen oder ähnlichen Kinderkrankheiten. Immer wieder kann dann beobachtet werden, daß im ungünstigsten Fall eine Lungenentzündung auftritt. Unter diesem Gesichtspunkt ließe sich auch einmal die Reaktion des Organismus auf Impfungen ansehen, besonders das sogenannte Impfekzem.

Haut und Psyche

Mit fast hymnischen Worten hat der berühmte Chirurg Carl Ludwig Schleich, ein Freund August Strindbergs und Erfinder der örtlichen Betäubung (Lokalanästhesie), auf die Beziehung der Haut zu unserer Seele hingewiesen:

»Gehirn, Nervensubstanz und – Haut! Da haben wir des Rätsels Lösung: Gehirn und Haut sind als ein einheitliches Organ angelegt und gedacht. Sie entstammen denselben Adern aus dem tiefsten Schacht des Lebens, sie sind eine anatomische und physiologische Einheit. Da dem so ist, wage ich kühn den Satz: unsere Haut ist ein Teil unserer Seele! Jetzt wird es uns klar, warum sie von unserer Seele ebensoviel zu künden, wie von der des anderen zu empfangen vermag; sie ist ja ein Teil, ein Substrat des Seelenorgans selbst, sie ist ein nach außen gestülptes Gehirn, sie enthält, entladet und empfängt einen beträchtlichen Teil des seelischen Geschehens überhaupt. Jetzt erkennen wir deutlich – und das ist das Wichtigste dieser ganzen Betrachtung – warum von hier aus, von der Haut her, so gewaltige Eingriffe in den Gesundheitszustand unseres gesamten Organismus möglich sind. Die ganze Hygiene der Haut ist oder sollte es wenigstens sein eine psychologische Angelegenheit.«[17]

In den letzten Jahren wurden vielfältige Untersuchungen über die psychosomatische Seite der Hautkrankheiten vorgenommen, seien es Abgrenzungsprobleme, ein ständiges seelisches Aufgekratztsein, hysteroide Erscheinungen, langandauernde Ekelempfindungen, seelische Dick- oder Dünnhäutigkeit, Verdrängungen (»Es würde mich ja jucken, es dem einmal richtig zu geben ...«) et cetera. Wovon die Ganzheitsmedizin immer schon ausging und

---

17 Carl Ludwig Schleich, Von der Seele, Berlin 1924, S. 107.

was die Schulmedizin zunehmend anerkennt: Auch bei der »äußerlichen« Haut, die wie kein anderes Organ mit der Welt in Berührung kommt, kann man die Seele »im inneren« nicht ausklammern. Jeder kennt in gewissen Situationen zum Beispiel die Gänsehaut, das Erröten beziehungsweise Erblassen, das Grauwerden, die Herpesbläschen um den Mund oder Gefühl nach Ekel. Mit der heute gängigen schulmedizinisch-naturwissenschaftlichen Methode lassen sich der Mensch und seine Krankheitssymptome aber nur quantitativ und analytisch bestimmen.

Die Ganzheitsmedizin des Westens und Ostens kann das mit ihrer mehr synthetischen und qualitativen Anschauung zu einer wichtigen Ergänzung und Erweiterung bringen. Ihre Anschauung hat immer das Gesamte der Organe und auch das momentan Seelische im Blickpunkt. Man könnte es mit dem Anschauen eines Gesichtes vergleichen: Wir sehen einzelne Teile wie Augen, Nase oder Stirn, aber gleichzeitig nehmen wir intuitiv das Seelische wahr, das sich in diesem Gesicht spiegelt. Wie das Seelische im Moment beschaffen ist, »deuten« wir aus Gesichtsfarbe, Reaktion, Blick der Augen oder den Mundbewegungen.

Wollen wir also aus dem Nebeneinander von Symptomen zu einer Einheit kommen, müssen wir eine zusammenschauend-qualititative Methode anwenden, die im folgenden anhand einiger Beispiele skizziert werden soll. Der Mensch als seelisch-geistiges Wesen verleiblicht beziehungsweise »verirdischt« sich bei der Geburt. Sein Leib ist dadurch den Gesetzen von Raum und Zeit unterworfen. Um eine Krankheit zu verstehen, müssen wir also auch ihre Zeitabläufe studieren, zum Beispiel den Rhythmus bei Fieber: 28 Tage; die Verschlimmerungszeiten bei gewissen Kinderkrankheiten am fünften Tag oder zur fünften Morgenstunde oder das Wiedererscheinen von Krankheitssymptomen oder seelischen Krisen nach sieben Jahren.

Die Qualitäten des Raumes sind oben/unten, links/rechts und vorne/hinten. Es ist nun wie bereits angedeutet nicht gleichgültig, ob ein Ekzem wie die Neurodermitis im oberen Teil, dem Nerven-Sinnes-Bereich auftritt oder im unteren, dem Stoffwechsel-Gliedmaßen-Bereich, also dem mehr irdischen wie im Fall von Unterschenkelgeschwüren oder Fußpilz. Mit links und rechts verhält es sich ebenso: Die linke Seite, wo auch die inneren Organe mehr in die Leichte gehen und sich das Herz befindet, ist die Gefühlsseite. Die rechte, deren Organe nach unten weisen und wo sich die Leber befindet, ist die Willensseite. Heute unterscheidet man in der Medizin schon qualitativ einen Krebs der linken von dem der rechten Brust.

Schauen wir auf das Vorne und Hinten. Im Rücken konzentriert sich nach alter Auffassung vergangenes Schicksal, das heißt, man *trägt sein Kreuz mit sich* herum. Im vorderen steht der Mensch mit seinen Sinnen unmittelbar der Welt gegenüber. Dieses Vorne und Hinten beziehungsweise Außen und Innen läßt sich an den Armen und Händen studieren: Die Innenseite und besonders die Beugen der Arme sind empfindsam und zart – hier dominiert zum Beispiel die Neurodermitis, die Außenseiten sind dagegen unempfindlich und hart; hier dominiert besonders an den Ellenbogen und Knien unter anderem die Schuppenflechte. Die Innenseite der Arme – über die Ellbeuge verläuft in der chinesischen Heilkunst der Lungenmeridian – repräsentiert die inneren Organe, die Streckseite der Arme die gesamte Außenfläche. Heben wir in hilfloser Gebärde die Hände hoch, so zeigen wir automatisch unsere Arm-Innenseite, wollen wir uns gegen die Außenwelt schützen, zeigen wir unsere Arm-Außenseite. Warum demnach bei der Schuppenflechte unter anderem Ellenbogen und Knie besonders betroffen sind, wird in dem entsprechendem Kapitel behandelt.

Neben der psychologischen Hilfe bei seelischen Problemen kennen die anthroposophische und chinesische Medizin auch die bei gewissen psychologischen Störungen zugrundeliegende Beziehung zu bestimmten Organen, zum Beispiel die Trauer zur

Lunge, die Depression zur Leber, die Wut zur Galle oder die Angst zur Niere. Natürlich werden auch bei einer klassischen homöopathischen Behandlung die seelischen Faktoren für die Arzneimittelfindung mit einbezogen.

So wagt es manchmal ein Patient jahrelang nicht in einer ihn sehr bedrängenden Situation, mit den Händen zu- beziehungsweise auszuschlagen. Diese nicht ausgelebte Form der Aggression besorgt dann die Haut, wozu natürlich bestimmte Dispositionen vorhanden sein müssen.

Aus den Anfängen der anthroposophisch erweiterten Medizin, als Rudolf Steiner interessierte Ärzte während der Konsultation beriet, existiert eine bemerkenswerte Krankengeschichte, die noch einmal den tieferen Zusammenhang zwischen Haut, Organ, Seele und Heilmittel aufzeigen kann und auch deshalb so aufschlußreich ist, weil sie das Nebeneinander von Seele und Organ aufhebt.

Wir haben an uns oft die körperlichen Folgen unserer seelischen Probleme erlebt, wenn uns zum Beispiel eine *Laus über die Leber gelaufen* ist, oder wir *etwas nicht schlucken* konnten. Wir erlebten sicherlich auch schon, daß, wenn die körperliche Krankheit auftrat, es uns seelisch besser ging. Daß aber das Seelische und das Körperliche nur zwei Seiten *einer* Medaille sind, beschreibt die folgende Krankengeschichte.

Es handelte sich damals (1923) um eine sechzehnjährige junge Frau mit eitrigem Bläschenausschlag (vesico-papulöses Ekzem) an den Händen. Schon als Kind hatte sie immer Ausschläge. Dann jahrelang ein Ekzem an der rechten Hand. (Eine ausschließliche Symptomatik auf der rechten Seite läßt gewöhnlich auf eine Leberbeteiligung schließen.) Dann hatte sie sich an einer Brennessel verbrannt und so das Geschehen aufgewühlt: Es entstanden vereiterte Bläschen, die sich auf die andere Hand und den linken Fuß ausbreiteten und schubweise auftraten. Damals behandelte man diese Art von Ekzem noch mit Röntgenstrahlen und Teereinreibungen, wodurch das Ekzem kurzfristig verschwand, aber nach kurzer Zeit dann verstärkt wieder auftrat.

In der Anamnese ist neben einigen durchgestandenen Kinderkrankheiten auffällig, daß die Patientin mit zwölf Jahren Keuchhusten bekam, an dem sie länger zu tun hatte und seit dieser Zeit eine Bronchialreizung vorlag. Die Verdauung war regelmäßig. Nun fragte Steiner, wie das sicher auch ein homöopathischer Arzt getan hätte, nach gewissen organischen Galle- und Leberzeichen, zum Beispiel bitterer Geschmack im Mund, Verstopfung oder Essenverhalten. Aber die organische Seite war unauffällig. Nun schwenkten die Fragen auf die psychische Seite der beiden Organe hinüber.

»Sind Sie jähzornig, brausen Sie leicht auf, sind Sie eine aufgeregte, cholerische Persönlichkeit, manchmal auch trübsinnig?« Dies alles wurde von der Patientin bejaht. Die Ursache war also eine »unregelmäßige Leberfunktion« von Jugend an, mit einer latenten Anlage zur Gelbsucht, die aber nicht zur Entfaltung gelangte. »Gelbsucht braucht sie nicht gehabt zu haben, es geht eben nicht, wenn sie auch die Anlage dazu hat. Von äußerlicher Behandlung halte ich nicht viel. Vielleicht mit Antimonsalbe [eine Metallsalbe] bestreichen, aber sie würde es dann an einer anderen Stelle wiederbekommen.«

Den damaligen Ärzten wurde empfohlen, homöopathisierte Substanzen von Kupfer und Zinn zu injizieren. Dadurch verbesserte sich das Ekzem im Laufe von einem Dreivierteljahr.

»... und es wurde beobachtet, daß sie bei Besserung des Ekzems leichter zu Katarrhen auf der Brust neigt.«[18]

Dies soll beispielhaft belegen, wie eng Organ und Seele zusammenhängen und wie sie sich – wie selbstverständlich auch jedes andere Organ – auf die Haut auswirken können.

---

18 Zitiert nach: Hilmar Walter, Die sieben Hauptmetalle. Ihre Beziehung zu Welt, Erde und Mensch. Krankheitsfall Nr. 111, Dornach 1966, S. 268.

Die Allergie

»Wer an einer Allergie leidet, leidet auch an unserer Zeit. Wer
nicht an einer Allergie leiden will, muß etwas ändern!«[19]

Es gibt in der westlichen Welt vermutlich kaum einen Menschen, der nicht in irgendeiner Weise schon einmal – sei es
direkt oder indirekt – mit einer Allergie und ihren Nebenerschei-
nungen zu tun hatte. Nach neueren Schätzungen haben wir es
mit einer regelrechten »Krankheitslawine« zu tun: Jeder zweite
Einwohner in den USA leidet an einer wie auch immer gearteten
Überempfindlichkeit, und in Deutschland sind etwa 20 Millionen
Einwohner davon betroffen. Kinder in raumfahrerähnlichen
Schutzanzügen sind heute keine Seltenheit mehr.

Abwehrreaktionen und Überempfindlichkeiten gegen äußere,
unverdauliche Dinge gibt es von frühester Jugend an in Hülle
und Fülle. Denken wir nur an die vielen Fremd- beziehungsweise
Zusatzstoffe, die wir in unserer täglichen Nahrung zu uns nehmen müssen. Deren Zahl variiert weltweit zwischen zwei- und
zwanzigtausend, um unsere Nahrung angeblich haltbarer, far-
benfroher und geschmacksintensiver zu machen. Von chemischen Belastungen wie zum Beispiel Dioxin ganz zu schweigen.

Ich erinnere mich an ein dramatisches Ereignis vor einigen Jahren in einem Schweizer Restaurant, als plötzlich eine Frau neben
mir am Tisch kurz nach dem Essen starke Schweißausbrüche bekam, einer Ohnmacht nahe war und Erstickungsanfälle auftraten.
Da sie Fleisch zu sich genommen hatte, vermutete ich sofort eine
Eiweißallergie im Sinne einer bedrohlichen Überempfindlichkeit
gegen einen Fremdstoff. Es stellte sich heraus, daß sie eine Anti-

19 Sigrid Flade, Allergien natürlich behandeln. München 1988, S. 10.

biotika-Überempfindlichkeit hatte, und so lag der Verdacht nahe, daß das genossene Fleisch beziehungsweise das Tier während der Aufzucht mit Antibiotika behandelt worden war.

Treffen alle relevanten Fremd- und Schadstoffe auf ein extrem geschwächtes Immunsystem, kann es auch zu einer Totalallergie kommen. Das tragische – bislang seltene – Ereignis eines völligen Zusammenbruches sämtlicher Widerstandskräfte mit Todesfolge wird im Juni 1999 aus New York berichtet.

»Cindy Duehring, Trägerin des alternativen Nobelpreises, war vermutlich die einsamste Frau der Welt. Abgeschnitten von direkten Kontakten zur Außenwelt zwang eine Chemie-Allergie die 36-Jährige in die totale Isolation. Über 14 Jahre mußte sie in einem speziell für sie gebauten Haus in Epping im amerikanischen Bundesstaat North Dakota leben, wo sie jetzt auch starb.

›Ihr Körper konnte nicht mehr und ist einfach zusammengebrochen‹, sagte Ehemann Jim Duehring, der bereits kurz nach Ausbruch der Allergie in ein anderes Haus ziehen mußte, um seine Frau nicht zu gefährden. Zunächst war es nur sein Aftershave, später aber auch sein natürlicher Körpergeruch, der schwerste Asthmaanfälle bei seiner Frau auslöste und sie auf Dauer getötet hätte.

Cindy Duehring hatte Mitte der 80er Jahre auch international für Schlagzeilen gesorgt. Damals hatte ein Kammerjäger ihre Wohnung in Seattle wie bei Tausenden von Kunden zuvor mit Pestiziden von Flöhen befreit. Doch bei der Medizinstudentin lösten die Gifte eine seltene Sensibilität gegen alle chemischen Stoffe aus.

Zunächst waren die allergischen Reaktionen nur sehr schwach, doch innerhalb von wenigen Wochen verschlimmerte sich der Zustand von Cindy Duehring so sehr, daß sie 1984 in ein ›chemiefreies Haus‹ einziehen mußte. Ihr Mann hatte es für sie extra gebaut, um sie zumindest vor hohen Dosen an Chemie zu schützen.

Doch im Laufe der Jahre verschlimmerte sich der Zustand von Cindy Duehring zunehmend. Als sie auch Frischluft, die Sonne und grelles Licht nicht mehr vertragen konnte, lebte sie in totaler Isolation.

Das abgedunkelte Haus konnte sie nicht mehr verlassen. Die Luft, die sie zum Atmen brauchte, mußte zunächst gefiltert werden. Der Computer, über den sie Kontakt zur Außenwelt hielt, löste allergische Reaktionen aus wie auch die Fax-Maschine, der Fernseher und das Radio.

Die ehemalige Medizin-Studentin, die sich durch ihre Forschungen über die ›chemische Verseuchung der Menschheit‹ weltweit einen Namen gemacht hatte, mußte ihre Arbeit auf ein Minimum reduzieren. Zur Verleihung des alternativen Nobelpreises 1997 in Stockholm schickte sie ihren Mann. Er warnte im Namen seiner Frau vor dem ›chemischen Experiment, das an den Menschen durchgeführt würde‹.

Doch trotz der schweren Belastungen für ihren Körper versuchte Cindy Duehring zumindest die täglich 500 Anfragen von Allergikern und Medizinern zu beantworten. ›Erst in den vergangenen Wochen war sie gezwungen, ihre Arbeit einzustellen‹, berichtet Jim Duehring, der bis zuletzt seine Frau unterstützte. Doch als sie auch auf normales Leitungswasser mit Atemproblemen reagierte, habe sie gewußt, daß sie es nicht mehr lange durchstehen würde.«[20]

Die Ursachen für diese Probleme werden heute gleichzeitig in unserer inneren und äußeren »Umwelt« gesehen. Dabei spielt die seelische Reaktionslage genauso eine Rolle, wie die körperliche Konstitution, das soziale und das natürliche Milieu.

Allein einem äußeren Erreger die Schuld zu geben, trifft wie bei den meisten Krankheiten nicht den eigentlichen Kern. So ist heute bekannt, daß es nicht nur einen einzigen auslösenden Fak-

---

20 Michael Rembke in: Berliner Morgenpost vom 3. 7. 99.

tor gibt, sondern daß durch die Summation von Schadstoffen, die wir täglich einatmen müssen, die vorhandenen Allergene, das heißt Auslöser wie zum Beispiel Pollen, aggressiver werden. Die den Immunorganismus überfordernden seelischen und anorganischen Schadstoffe aus Auto und Schwerindustrie lassen früher und intensiver eine Heuschnupfenerkrankung entstehen. Daraus wird auch erklärlich, daß, obwohl es auf dem Land mehr Pollen als in der Stadt gibt, die Neigung zu Heuschnupfen in den Großstädten wesentlich größer ist. So produzierten in der DDR im Vergleich zur BRD weniger Autos Umweltbelastungen, dafür aber um so mehr Braunkohleabgase. Allergien traten aber trotzdem weniger auf, weil offensichtlich die Rauchentwicklung aus Kohle weniger schädlich ist.

Wie schon seit längerer Zeit bekannt ist, sind viele allergische Dispositionen manchmal über Generationen vererbt. Eine Patientin berichtete, daß ihre Mutter an schwerer Migräne litt und sie nach der Pubertät eine allmählich sich verschlimmernde Allergie gegen Möhren, Nüsse und Sellerie bekam, was auch ihre Mutter nicht vertrug. Tatsächlich gibt es Formen von Migräne, die allergiebedingt sind, und so wurde die Allergie in der nächsten Generation auf die Schleimhaut vererbt.

Aber trotz der Vererbung und auch wenn Hauttests eine Überempfindlichkeit ergeben, muß die Allergie nicht immer ausbrechen. Bringt man eine Allergieneigung mit auf die Welt, so entwickeln sich unter emotionalem Streß oft die entsprechenden Symptome. So wurde immer wieder beobachtet, daß bei gleichbleibender Pollenkonzentration in der Luft eine allergische Reaktion ausbleibt, wenn eine seelische Entspannung vorlag. In diesem Zusammenhang spricht man in der psychosomatischen Medizin auch von einer »zornigen« Haut oder von der Haut als »Ort der Klage«.

Was ist nun das Wesen einer Allergie, die man früher als »Idiosynkrasie«, als »eigenartige Empfänglichkeit für gewisse Reize«

48

verstand? Noch Ende des letzten Jahrhunderts hat der Pharmakologe Rudolf Kobert (1854–1918) die Idiosynkrasie als ein »unerklärliches Mysterium der Individualität« bezeichnet. Dies ist treffend charakterisiert, da die Antwort des Körpers auf äußere Reize sehr verschieden sein kann und das eine Mal zur Krankheit und das andere Mal zur Gesundheit führt.

Wie sehr konstitutionelle Veranlagungen bei Überempfindlichkeitsreaktionen eine Rolle spielen, weiß man auch in der Psychologie. Eine leicht »entflammbare« Persönlichkeit wird auf die Umwelt anders reagieren als ein seelischer »Dickhäuter«.

So hatte ich einmal einen Patienten mit Heuschnupfen, der in seiner seelischen und körperlichen Konstitution äußerst durchlässig war, sozusagen »dünnhäutig« und enorm intuitiv, das heißt, er »roch« gewissermaßen die Probleme, bekam aber seine vielen Ideen nicht in eine Form, so daß er stundenlang sprachlich ausfließen konnte, ohne etwas Wesentliches zu sagen. Bei seinem Gang fiel auf, daß er sich immer auf den Zehenspitzen abfederte, seelisch dagegen konnte er eine ungeheure Sturheit entwickeln. Es war in diesem Zusammenhang auch interessant, daß er neben seinem Heuschnupfen gleichzeitig Nierensteine hatte.

Im Sinne der vorherigen Ausführungen über das Gesetz der Polarität müssen wir in diesem Fall von einer Umlagerung der Energien beziehungsweise von einer im griechischen Sinn »Entmischung« (Dyskrasie) der Körpersäfte sprechen. Konkret heißt das: Im Nerven-Sinnes-Bereich, wo normalerweise alles geformt, »trocken« und kühl sein sollte, wird es zu »feucht«, warm und unstrukturiert. Aber im Nierenbereich, in dem normalerweise alles fließt und Mineralisches aufgelöst werden sollte, staut sich das Wäßrige und verdichtet sich. Bleibt man in der oben erwähnten Begrifflichkeit, so könnte man sagen: Der Kopfbereich wird zu sulfurisch, das Stoffwechselgebiet zu salhaft, das heißt mineralisch.

Man kann sich in diesem Fall auch fragen: Was ist nun die eigentliche Krankheit? Die, welche so vehement nach außen tritt, oder die, die ganz im Verborgenen waltet? Sagt uns der Körper nicht selbst, daß da – vielleicht wie bei den meisten Menschen – das Zusammenspiel zwischen dem Wasserausscheidungsorgan Niere und den oberen Lufträumen nicht stimmt? Daß die Niere an »falscher Stelle« entwässert wird beziehungsweise »schwitzt«? Daß das Verhältnis des Lufthaften, des Seelischen zugunsten des Wäßrig-Lymphatischen gestört ist? Schließlich ist die Niere auch im psychosomatischen Sinn ein Organ der Emotionen, die das individuelle Verhältnis zur Außenwelt regelt und reagiert, wenn wir seelisch – *es geht mir an die Nieren* – aus dem Gleichgewicht geraten.

Jede Entzündung ist ein am falschen Ort auftretender (dislozierter), also über sein Ziel hinausgehender Verdauungsprozeß, den der Pathologe Robert Rössle bis in die biochemischen Einzelheiten nachgewiesen und als »parenterale Verdauung« beschrieben hat und so zu dem Resultat kam: Krankheit ist gesteigerte Normalität am falschen Ort.

Das ergibt bei den Allergien einen Sinn, denn obwohl die anorganischen Bestandteile Allergien verschlimmern, müssen sie doch nicht wie die organischen Bestandteile »verdaut« werden, was wir mit den Symptomen Rötung, Schwellung oder Juckreiz als Entzündung bezeichnen. Deshalb sind von wenigen Ausnahmen abgesehen (zum Beispiel Nickel) die meisten Allergene organischer Natur: Pollen, Tierhaare, Milben, Nahrungsmittel wie Weizen und Milch oder Insektengifte und Latex.

Bei den Allergien, beziehungsweise beim Heuschnupfen schießt der Körper mit seinen Reaktionen über sein Ziel hinaus, was Rudolf Steiner eine »organisch gewordene Hysterie« nannte, um deutlich zu machen, daß sich der Körper gegen kleinste, von außen kommende Reize nicht genügend abzugrenzen vermag, von ihnen überschwemmt wird und dann überreagiert.

Die zellulären und biochemischen Reaktionen im Immunorganismus des Menschen wie zum Beispiel die Mastzellen (Zellen des Immunsystems, die fremde Produkte »verdauen« können) und ihr biochemisches Produkt Histamin sind heute gut erforscht. Zur rein symptomatischen Behandlung gibt die Medizin sogenannte Antihistaminika, die die allergischen Reaktionen unterdrücken sollen. Sowohl Atem- als auch Verdauungstrakt – auch hier liegt wieder der Zusammenhang von Lunge und Darm vor – haben einen hohen Anteil an Mastzellen, und damit ist in diesen Gebieten, wenn Allergene eindringen, mit einer starken Reaktion zu rechnen. Histamin aber erweitert die kleinen Blutgefäße (Kapillaren), die dann die Blutzufuhr zur Peripherie des Körpers erhöhen, um das eindringende Allergen abzuwehren. Außerdem verengt Histamin auch die kleinen Luftröhren (Bronchiolen), mit deren Hilfe der Körper Husten erzeugt, um so die eingedrungenen Fremdkörper auszustoßen, und schließlich steigert es die Magensaftsekretion – ein weiterer Versuch des Organismus, durch erhöhte Verdauungstätigkeit die Fremdkörper zu vernichten. Daran sehen wir, daß es nicht das Histamin ist, das letztlich die Allergie verursacht. Betrachtet man also nicht den ganzen Menschen, so bleibt die Allergie auch weiterhin ein »Mysterium«.

In diesem Kontext sei auch auf den grundlegenden Zusammenhang zwischen den Allergien und dem Immunsystem hingewiesen. Unser gesundes organisches wie seelisches Leben hängt damit zusammen, daß wir die Welt (das »Nicht-Ich«) in vielfältiger Art in uns aufnehmen, sie verarbeiten und zum Teil wieder ausscheiden, das heißt, uns entgiften. Was früher draußen war – und was Paracelsus generell als »Gift« bezeichnete – wird durch höchst komplizierte Prozesse körperliches und seelisches Eigentum, also zum Teil des »Ich«, des Selbst. Die seelische Gestik im Aufnehmen ist die der »Sympathie«; die seelische Gestik des Ausscheidens, des Zurückweisens und Abgrenzens entspricht der »Antipathie«.

Unser Immunorganismus ist ein wichtiger Teil dieser Ich Tätigkeit, um die Grenze zwischen innen und außen zu erhalten. Übermäßige »Sympathie« wie Neugierde oder Hysterie, aber auch ein nicht gesundes Sich-Abgrenzen-Können und damit seelisches Ausfließen ist wie eine kontinuierliche Bedrohung, auf die der Organismus mit Entzündung als einem Selbstheilungsprozeß reagiert, der dem Patienten natürlich erst einmal unangenehm ist.

In der gesteigerten »Antipathie« würden wir den Ekel, die Neurasthenie, des In-sich-Verschlossenseins und die körperlichen Verhärtungen sehen. Bei jeder Allergie ist dieses Verhältnis, wobei Haut und Schleimhäute als unschuldige Grenzwärter die kranken Verhältnisse nur *spiegeln,* zu Gunsten einer gesteigerten Sympathie zur Außenwelt gestört, die dann eine »antipathische« Überreaktion nach sich zieht. Man kann also die Ursache der Allergie als eine ins Pathologische gesteigerte »Sympathie« mit Grenzverletzung bezeichnen, bei der dann die leiberhaltenden Ichfunktionen alles tun müssen, um die körperliche Integrität zu erhalten und sich vehement zu wehren. Die dabei auftretende Überreaktion ist ein sinnvolles Geschehen zum Selbstschutz des Ich – nur in übertriebener, »hysterischer« Weise. Was eigentlich durch die normalen Stoffwechselfunktionen geleistet werden müßte, wird so an die Sinnesperipherie verlegt, weil der Organismus im Innern sich dazu nicht in der Lage sieht oder überfordert ist.

Würde der Organismus nicht auf fremde, in ihn eindringende »Feinde« reagieren, also statt allergisch, reaktionslos beziehungsweise *anergisch* sein, führte das nach längerer Zeit zu chronischen Krankheiten. Aus der Polarität von Entzündung und Geschwulst erklärt sich wie von selbst, daß die statistisch fundierte Aussage, Allergiker erkranken auffällig seltener an Krebs, als es nach der durchschnittlichen Wahrscheinlichkeit zu erwarten ist, einen tieferen Hintergrund hat.

Sind Entzündungen demnach als notwendiges Training des Immunorganismus und damit als Sklerose- und Krebsprophylaxe im späteren Lebensalter zu betrachten?

Daß das Immunsystem nicht nur körperlich funktional zu verstehen ist, sondern eine wesentliche Ichfunktion besitzt, ist seit einiger Zeit bekannt, und man spricht unter anderem von der Psychoneuroimmunologie, um auch die seelische Seite der Immunreaktion mit zu berücksichtigen.

Rudolf Steiner hat die tieferen Ursachen der Krankheit anschaulich beschrieben. Dazu benutzte er das Bild eines Zimmers, das voller Fliegen ist, die stellvertretend für Bakterien stehen. Wenn man nur die äußeren Symptome anerkennt und bekämpfen will, so würde man die Fliegen töten und eventuell noch die Verschmutzungen im Zimmer beseitigen, wodurch die Fliegen angezogen wurden. Dies wäre einer symptomatischen Therapie gleichzusetzen. Nach einiger Zeit würden die Fliegen sicherlich wieder da sein. Der Mensch, der sich eingehender mit den Hintergründen befaßt, wird sich fragen müssen, warum die Wohnung immer verschmutzt ist, und dabei möglicherweise eine Depression der Hausfrau entdecken, die sie unfähig macht, das Zimmer zu säubern. Die Fliegen sind also letztlich die Folge eines seelischen Problems. Indem er nun die Depression behandelt, also an die wahren Ursachen geht, wird das Zimmer nach und nach wieder sauber, und den Fliegen wird, ohne daß man sie ausrotten muß, der Boden entzogen. In diesem Fall haben die Depression und die Fliegen also einen direkten Zusammenhang.

Das Immunsystem als ein »flüssiges Gehirn« (Steiner) hat nämlich die gleichen Fähigkeiten, die wir in unserem bewußten Seelenleben auch besitzen; wahrnehmen, erkennen, das Erkannte verarbeiten, reagieren, aktivieren oder erinnern. Es besteht also eine vollständige Analogie zwischen dem uns unbewußten Immungeschehen im Blut und der Nerventätigkeit. Dieser Zusammenhang sei deshalb in der folgenden Tabelle 1 wiedergegeben.

Tabelle 1
Analogien zwischen Nervensystem und Immunsystem

Funktion	Nervensystem	Immunsystem
Reflexbogen:		
– Wahrnehmung	sensorische Zelle	Ig-Rezeptor
– Afferenz	afferente Nervenbahn	Lymphozyt
– Zentrale	Ganglion/ZNS Verarbeitung	Lymphknoten/ Milz
– Efferenz	efferente Nervenbahn	
– Effekt	muskulär sekretorisch vaskulär etc.	B-Lymphozyt: Ak-vermittelte IR T-Lymphozyt: zellvermittelte TR
Adaptation	+	+
Selbstregulation	+	+
Gedächtnis	+	+

Wie schon ausgeführt, müssen bei einer Allergie Seele, Körper und die individuelle Reaktion auf Probleme im umgebenden Milieu *gemeinsam* angeschaut werden. Dazu zwei Beispiele:

• Ein Mann arbeitet seit vierzig Jahren in einem Gummiwerk. Eines Morgens wacht er mit einem Handekzem auf. Hauttests bestätigen, daß er gegen Gummichemikalien allergisch ist. Fragen nach dem Zeitfaktor ergeben ferner, daß dem Ausbruch der Krankheit ein schwerer seelischer Schlag vorausgegangen ist: Am Vortag hat der Mann erfahren, daß seine geliebte Frau an einer unheilbaren Krankheit leidet und in wenigen Wochen sterben wird.

• Eine Frau in den mittleren Jahren benutzt erstmals ein teures
  Parfüm und erleidet ungefähr einen Tag später eine allergische
  Reaktion. Darauf fällt ihr ein, daß es sich um das Geschenk eines
  Liebhabers handelte, der sie vor sechs Monaten unter schockie-
  renden Umständen sitzengelassen hatte. Das Parfüm war sein
  Abschiedsgeschenk gewesen. Mochte die Frau die Schmähung
  auch »vergessen« haben – die Haut »dachte« daran.[21]

Wie deutet nun die anthroposophische Medizin die Veranlagung
und Pathologie von Allergie und Heuschnupfen und wie läßt sich
daraus eine rationale Therapie entwickeln, die bewährte Methoden mit einschließt?

Oft haben die Menschen schon in ihrer Kindheit, wenn sie mit
ihren Sinnen noch ungeschützt der Außenwelt ausgeliefert sind,
eine wäßrige Veranlagung (sogenannte lymphatische beziehungsweise exudative Diathese) oder leiden an Milchschorf. Das
Seelische, das seiner Natur nach dem luftigen Element zugeord-
net ist, ist noch zu wenig ausgebildet, um in die wäßrigen Prozesse einzugreifen. Der Mensch wird somit, weil er sich nicht
genügend abgrenzen kann, in der entsprechenden Jahreszeit zu
stark »Natur«, die in ihn eindringt, ihn irritiert und zu Ver-
krampfungen im Sinnesbereich bis hin zu Asthma führen kann,
wenn wir an den Heuschnupfen denken. Seele und Ich müssen
daher prophylaktisch wegen der immer stärker werdenden
Umweltbelastungen von Kindheit an gestärkt werden. Die Nahrung muß naturbelassen sein und das Kind sollte die Gelegenheit
bekommen, sich mit Krankheiten auseinanderzusetzen, um sein
Immunsystem zu trainieren.

Wenn wir daran denken, wie noch unsere Großmütter sagten,
daß Dreck die beste Medizin sei, so meinten sie, daß man sich

---

21 Aus: Anne Maguire, Hautkrankheiten als Botschaft der Seele, Olten
   1991, S. 74 f.

fortwährend auf die Umwelt einlassen muß, um die richtigen Abwehrkräfte zu bilden. Wächst man zu steril auf und bekommt man jede Krankheit »abgenommen« – man denke nur an die vielen fieberunterdrückenden Mittel, die unsere gesunde Darmflora schädigen –, so können sich nicht die gesunden Abwehrkräfte bilden, die man später braucht, wenn der Ernstfall eintritt. Die ganze Welt wird dann zu einer permanenten Überforderung!

Daß wir heute eine andere als die normalerweise degenerierte und zum Teil schon genmanipulierte Nahrung brauchen, ist selbstverständlich. Die Landwirtschaft muß wieder ein Teil der Medizin werden! Durch die intensive Silagefütterung enthält die Kuhmilch schon Allergene (Histamin), durch die chemische Düngung und Spritzung kann das Getreideeiweiß nicht ausreifen und wird zum »Gift«. Da rangiert der Weizen an erster Stelle, weil er am meisten Eiweiß enthält (sogenannter Kleber). Deshalb wurde früher das Getreide nach der Ernte noch gelagert, was man »Todreifung« nannte, ähnlich wie man ein frisches Brot noch liegen läßt, damit es verdaulicher wird.

Immer häufiger tritt heute die Milchallergie in Form einer Milchzuckerunverträglichkeit (Laktoseintoleranz) auf. Man schätzt, daß in Deutschland etwa 4 Millionen Menschen mit dieser Störung leben, die erhebliche Einschränkungen mit sich führt, da Milchprodukte in unserer Ernährung eine wichtige Rolle spielen.

Es ist verständlich, daß man erst einmal herausfinden muß, was für den Organismus unverdaulich ist, ihn also allergisch macht. Befinden sich die »Erreger« in der Luft wie beim Heuschnupfen, kann man sie kaum meiden. Anders ist es bei der Ernährung. Man empfiehlt dem Patienten eine einfache Grundernährung, die meist aus unverdächtiger Nahrung besteht wie zum Beispiel Hirse, Reis oder Lammfleisch (sogenannte »Weglaßdiät«) oder läßt ihn fasten und fügt dann langsam die fraglichen allergieauslösenden Nahrungsmittel dazu.

56

Dabei unterscheidet man bei den Nahrungsmitteln solche, die *selten* eine Allergie auslösen, die Gruppe *mittlerer* Verträglichkeit und die »*gefährlichen*« wie etwa Weizen, Lauch, Paprika, Käse, Hülsenfrüchte, Erdnüsse. Eine Nahrungsmittelallergie kann sehr maskiert auftreten und reicht von Migräne über Asthma, Rheuma bis hin zu Depressionen und anderen psychischen Beeinträchtigungen. Gibt man die verdächtige Nahrung zum Speiseplan hinzu, reagiert der Körper auf seine Weise und man hat den Feind wenigstens identifiziert.

Je früher man aber auf biologische oder biologisch-dynamische (Demeter) Kost umstellt, desto größer ist die Chance, daß der Organismus alles gesund verdaut.

In diesem Zusammenhang sei der Arzt Herbert Rinkel, Entdecker der »maskierten Allergie« und der Weglaßdiät, erwähnt, der 1933 seine Erfahrungen an sich selbst veröffentlichen wollte, aber zurückgewiesen und erst 1944 anerkannt wurde, als er mit über zwanzigtausend Einzeltests sein Verfahren wissenschaftlich stützen konnte.

Rinkel war ein armer Medizinstudent, der sich fast ausschließlich von Eiern ernährte, die ihm seine Eltern von ihrer Farm kistenweise schickten. Im Lauf der Zeit wurde er immer kränker. Er litt an Halsweh, Kopfschmerzen, Ohrenkrankheiten und Dauerschnupfen. Nach dem Studium eines Artikels über Nahrungsallergien machte er an sich folgendes Experiment: Er aß sechs Eier so schnell wie möglich, um eine akute Reaktion hervorzurufen, falls die Eier die Ursache seines Leidens wären. Aber es geschah nichts, im Gegenteil – er fühlte sich wohler als zuvor. Innerhalb der nächsten vier Jahre wurde er jedoch immer invalider und entschloß sich, vier Tage *keine* Eier mehr zu sich zu nehmen. Nach einigen Tagen waren fast alle seine Beschwerden verschwunden. Am fünften Tag verzehrte er ein Stück Kuchen, und die Wirkung war verheerend: Er brach bewußtlos zusammen und kam mehrere Minuten nicht mehr zu sich. Das Weglassen der Eier hatte ihn überempfindlich gemacht und so reagierte er dermaßen heftig auf die im Kuchen verbackenen Eier. Er wiederholte das Experiment mehrere Male und entdeckte auf diese Weise die Methode zur Demaskierung einer Nahrungsmittelallergie.

Rinkel definierte darauf die Maskierung einer Allergie folgendermaßen: »Wenn jemand ein Nahrungsmittel täglich oder fast täglich zu sich nimmt, kann er allergisch dagegen sein, ohne es je als Ursache seiner Krankheitssymptome zu verdächtigen. Gewöhnlich ist es so, daß man sich nach dem Verzehr dieses Nahrungsmittels wohler fühlt als vor der Mahlzeit. Dies nennt man maskierte Nahrungsmittelallergie.

Da der Betroffene, um sich vorübergehend wohler zu fühlen, immer wieder zu dem Nahrungs- und Genußmittel greift, entsteht eine Sucht. Wie bei der Alkohol- oder Drogensucht treten bei Abstinenz Entzugserscheinungen – ›Kater‹ – auf, die man durch erneuten Verzehr des ›Suchtmittels‹, zum Beispiel Brot, Süßigkeiten oder Kaffee beheben kann.«[22]

In der Naturheilkunde, Homöopathie und der anthroposophischen Medizin stehen verschiedene Stärkungs- beziehungsweise Heilmittel zur Verfügung, um die Beschwerden zu bessern: von den Spurenelementen Selen und Zink über spezifische Bittermittel zur Stärkung des Stoffwechsels, eine gründliche Darmsanierung, Kalkpräparate, dem »homöopathischen Cortison«, dem Bienengift (Apis), der Brennessel bis hin zu einem tiefgreifenden Konstitutionsmittel, das Rudolf Steiner gegen Heuschnupfen und allergisches Asthma entwickelt hat und das in steigender Dosierung als Injektion oder im Kaltvernebler angewandt werden muß, *bevor* die Symptomatik ausbricht, also schon im Januar oder Februar. Dieses Präparat »Gencydo« der Firma Weleda –

22 Klaus-Dieter Runow, Klinische Ökologie. Umweltkrankheiten. Neue Wege in Diagnose und Therapie, Stuttgart 1987.

besteht aus Zitrone und Quitte und hat sich in vielen Jahrzehnten bewährt.

Daneben gibt es die Möglichkeit mit einer Kombination von Pollen und Kiesel – sogenannte »Pollen Kieselnahrung« der Firma Wala – den Körper vom Stoffwechsel her zu stärken. Pollen haben einen starken immunstimulierenden Effekt und werden deshalb auch in der Ukraine bei radioaktiven Schädigungen eingesetzt. Der Kiesel, in homöopathisierter oder organische Form im Schachtelhalm, in Hirse, Kieselalgen oder Gerste ist ein wichtiges Mittel zur »Abgrenzung« der Haut und der Schleimhäute gegen Außeneinflüsse. Er hat sich bei Allergien mit einer gleichzeitigen Rohkost oder Fastendiät bewährt.

Neben der *vom Arzt verschriebenen* Medikation muß aber, darauf sei noch einmal mit Nachdruck hingewiesen, auf eine von frühester Kindheit naturbelassene Ernährung geachtet werden (die auch die unbelastete Muttermilch einschließt) und – auf die seelischen »Allergene« in unseren sozialen Milieus, die unsere Seele in der heutigen Zeit immer mehr schwächen, weil sie uns meist wenig Freude und Erbauung bieten.

Die Neurodermitis

Die Neurodermitis, die meist schon in der frühesten Kindheit auftritt, stellt ihrer Entstehung nach und was die chronische Verlaufsform und vor allem die Therapie betrifft, die Medizin vor größte Aufgaben. Ist sie erworben oder »mitgebracht«? Wieso taucht eine solche Erkrankung mit chronischer Tendenz schon in frühester Kindheit auf? Welche innere Schwächung und äußere Disharmonien drücken sich in ihr aus?

Als eine typische »Zeitkrankheit« betrifft sie 15–30 % der Bevölkerung der westlichen Industrienationen und wird – wie Heuschnupfen und Asthma (manche Autoren sprechen auch vom »Asthma der Haut«) – zu den »atopischen Krankheiten« gerechnet, was soviel wie eine Reaktion am falschen Ort bedeutet, also eine bestimmte Art von Überempfindlichkeit. Wegen des spezifischen Zusammenhangs mit nervösen Elementen, kann man sie auch als ein »Neuro-Ekzem« bezeichnen. Dabei ist die ursprüngliche Bedeutung des aus dem Griechischen stammenden Wortes »Ekzem« interessant, das übersetzt »durch Hitze herausgetrieben« lautet. Dies ist eine treffende Charakterisierung, wenn man den »vulkanischen« Verlauf eines Ekzems betrachtet: von kleinen entzündlichen Erhebungen (Papeln) ausgehend, bilden sich Bläschen, die sich mit Flüssigkeit füllen, dann platzen, sich schuppen und dann verkrusten. Diese vulkanischen Eruptionen bezeichnet man ja auch als »Ausschlag«.

Hinzu kommt ein mehr oder weniger unerträglicher Juckreiz, der zu sekundären Problemen führt und als eines der unangenehmsten Symptome der Neurodermitis gilt. Er ist von der dann auftretenden »Kratzsucht« zu unterscheiden, also von dem persönlichen Umgang mit der Krankheit. Dabei gibt es fließende Übergänge vom normalen Jucken bei trockener Haut, bei Nesselsucht und schweren Selbstzerstörungen durch aggressives Kratzen.

Gegenwärtig zeigen bereits 40 % aller Kinder eine trockene und empfindliche Haut, die als Grundlage der Neurodermitis gilt. Es wird heute ernsthaft diskutiert, daß durch übertriebene Duschgewohnheiten und die massive Anwendung von Duschgels mit waschaktiven Tensiden (synthetische Seifenstoffe) die Haut in ihrer gesunden Säure- und Fettbildung permanent geschwächt und somit der Neurodermitis Vorschub geleitet wird.

Die betreffende Haut ist äußerst reizbar, und die betroffenen Patienten fühlen sich in ihr mehr oder weniger unwohl, da sie auf schon geringste innere und äußere Reize reagiert. Diese Erscheinungen können schon zwischen dem zweiten und sechsten Lebensmonat auftreten und als Milchschorf eine beginnende Veranlagung bedeuten.

In den ersten Lebensmonaten sind die vereinzelten Herde oft gerötet, nässend und stark juckend, meist im Nerven-Sinnes-Bereich des Körpers, also an Kopf und Wangen, können aber auf den Körperstamm übergreifen. Die Streckseiten von Armen und Beinen sind weniger befallen – das ist mehr die Domäne der Schuppenflechte – dafür aber um so mehr Arm- und Kniebeugen.

In der Ganzheitsmedizin bedeuten die Streckseiten wie schon erwähnt die Außenseite des Organismus. Hier sind wir, wenn wir uns berühren kaum empfindlich, die Beugeseiten dagegen, die äußerst sensibel und weich sind, spiegeln die inneren Organe wider. Aufschlußreich ist daher in diesem Zusammenhang, daß in der chinesischen Medizin durch die Armbeugen Lungen-, Herz- und Kreislaufmeridian verlaufen.

Die Haut wird beim Neurodermitiker in kürzester Zeit immer trockener, das heißt, sie nähert sich immer mehr der Nerven-Sinnestätigkeit mit den dazugehörigen Abbautendenzen. Im Erwachsenenalter kann das Bild diffus sein, betrifft zwar meist Kopf, Hals und oberen Brustbereich, kann aber auch in der polaren

Sphäre, nämlich in den Achseln und am unteren Stamm erscheinen. Auffällig ist auch der Bezug zu den wichtigsten Sinnesorganen, den Augen, die oft in der Umgebung faltig, trocken und dunkel aussehen. Die Haut wirkt insgesamt stumpf, fahl, grau und verschlimmert sich in der Trockenheit und Kälte des Winters. Es ist verständlich, daß das Schwitzen in den meisten Fällen schwerfällt.

Bleiben wir bei der Farbe Grau: Sie ist eigentlich die Farbe des Alters, und damit des Unlebendigen. Man denke nur daran, wie grau wir im Gesicht werden, wenn wir nervlich überanstrengt sind und wie der ältere Mensch graue Haare bekommt, eine graue, oft aschfahle Haut, den grauen Star und wie die müde Seele einen Grauschleier über alles farbenfroh Lebendige wirft. Man kann daher sagen, daß es sich bei der Neurodermitis um vorgezogene Alterungsprozesse im Hautbereich handelt, wobei die Nerven-Sinnes-funktion dominiert – und das nicht nur in den rein leiblichen Folgen. Diese sind zum Beispiel auch das Jucken, das zu einer permanenten Selbstfixierung führt und die ganze Sinnesperipherie zu wach, das heißt bewußt macht. Man kann von einer Verlagerung innerer Probleme nach außen sprechen, was hauptsächlich das Erwachsenenalter betrifft, aber auch vor Kindern nicht Halt macht.

Es ist bekannt, daß viele Neurodermitiker zu einer Überwachheit und Rastlosigkeit neigen, manchmal zu »unkontrolliert besessener Neugier«, die sie ins Äußere abzieht, zu motorischer Unruhe führt und im Erwachsenenalter leicht zu trockener Intellektualität. Diese – keinesfalls moralisch zu bewertenden – Charakterzüge können von einem ausgeprägten Willen zum zerstörerisch Aggressiven begleitet sein, der sich hinter einer nicht gezeigten Lebensangst verschanzt. Bei Kindern ist auch oft eine Neigung vorhanden, sich stark an die Mütter zu binden, von deren Seite man bezeichnenderweise eine unbewußte Ablehnung beziehungsweise Distanz beobachten kann.

Das permanente Kratzen wird als eine Art Autoaggression und Aufmerksam-Machen auf sich interpretiert, wobei innere Probleme nach außen verdrängt werden, um dadurch die Aufmerksamkeit der Umgebung auf sich zu lenken.

Wie sehr gerade seelische Probleme eine Rolle spielen, sieht man daran, daß man die Neurodermitis früher oft als »Meilensteinkrankheit« bezeichnet hat. Es war nämlich auffallend, daß eine wesentliche Besserung oder sogar Heilung häufig bei starken biographischen Einschnitten auftrat wie Einschulung, Beginn des Studiums oder der Eintritt in den Militärdienst, was meist mit einer Abnabelung vom Elternhaus einherging. Andererseits wurde beobachtet, daß bei Bindungen wieder Krankheitsschübe auftraten. Etwa bei Verlobung, Heirat oder Ankunft eines Kindes, aber auch bei der Auflösung langer Gewohnheiten durch Scheidungen. Dabei handelt es sich nicht selten um »Erstverschlimmerungen«, die nicht die Fehldeutung zulassen dürfen, man hätte den falschen Partner geheiratet.

In der psychosomatischen und in der Ganzheitsmedizin fragt man natürlich nach dem leiblichen Ort einer Krankheit, um über die innerseelische Konfliktsituation eine genauere Auskunft zu bekommen. Was sagen uns beispielsweise in diesem Kontext die Hände, mit denen wir handeln und die Welt berühren beziehungsweise begreifen? Wenn sie sich »mumifizieren«, »aufspringen«, wenn sie wie »aufgekratzt« erscheinen?

Aus der Psychosomatik ist bekannt, was geschieht, wenn man das Leben nicht mehr in der Hand halten kann oder Dinge zu stark festhält, wenn man sich von der Arbeit, das heißt den Handlungen zurückziehen will oder einem »die Hände gebunden« sind.

Dabei ist der Gedanke von Kausalität und Synchronizität aus der Jungschen Psychologie hilfreich. Kausal wäre es, wenn wir sagen: Der Hautausschlag kommt von dieser und jener seelischen Problematik, wie wir das auch in der Technik kennen. Lebensgemäßer scheint mir die Synchronizität zu sein, der zeitliche und sinngemäße Parallelismus von seelischen und körperlichen Erscheinungen, die auf noch tiefere Zusammenhänge schließen lassen. Man kann die Neurodermitis also nicht als eine rein psy-chosomatische Krankheit ansehen – dazu ist sie zu komplex. Eine Nachfrage bei an Neurodermitis erkrankten Studenten ergab, daß eine wesentliche Besserung nach einer seelischen Stabilisie-rung eintrat.

Wie weit eine solche Krankheit zurückreichen kann, berich-tete eine Apothekerin, die einer Kundin über viele Jahre Salben für ihr Neurodermitis geschädigtes Kind verkaufte. Eines Tages ka-men beide in ein persönliches Gespräch, und die Mutter erzählte ihr, wie schuldig sie sich fühle, daß sie ihr Kind in der gesamten Schwangerschaft abgelehnt habe und nun »verdammt« sei, ihr Kind über die vielen Jahre zu salben und zu streicheln.

Diese Episode führt – sofern sie ohne moralische Attitüde reflektiert wird – zu einer grundlegenden Fragestellung: Stellt die Neurodermitis, auch wenn man an die Vererbung über viele Generationen denkt und deren nicht richtig ausgeheilten Krank-heiten, die letzte Station eines solchen Prozesses dar, der sich schließlich über die Haut entladen kann? Ist eine Kinderkrank-heit, die sich meist über die Haut äußert, möglicherweise eine Art gesunde Entgiftung, die die alten Vererbungshüllen abwirft? Ein vom Organismus gesund gesteuertes »Ekzem«, dem wir den Boden durch die vielen Impfungen entziehen, so daß aus der gesunden Entzündung früher oder später ein chronischer Prozeß wird, der sich über Jahre und Jahrzehnte hinstreckt?

Ich habe dies mehrfach bei sogenannten Impfekzemen erlebt. Da sich dadurch der Körper nicht mehr mit den natürlichen Fein-den auseinandersetzen kann, sondern notgedrungen mit dem art-fremden Eiweiß des Impfstoffs, liegt der Verdacht nahe, daß die massenhaften Impfungen durch die zwangsweise Überforderung des Immunsystems nicht unbedenklich sind.[23]

---

23 Vgl. auch Gerhard Buchwald, Impfen. Das Geschäft mit der Angst, Lahnstein 1994.

Generell ist also zu sagen, daß die Haut beim Neurodermitiker zu sehr in die Richtung des Vertrocknens und Verhärtens getrieben wird. Es gibt Krankheitsbilder wie zum Beispiel die Immunerkrankung Sklerodermie, bei der die Haut sogar zur Knochenbildung tendiert.

Sowohl durch eine zu früh einsetzende Intellektualisierung, als auch durch die Gaben von Antirachitismitteln und Fluor, die die körperlichen Verhärtungstendenzen beschleunigen, durch erhöhte Elektrizität, degenerierte Nahrung oder permanente Reizüberflutung werden die verhärtenden Tendenzen im Organismus gefördert. Den Rest besorgt eine zunehmende Nervosität auf allen Lebensgebieten.

Allein Wärmeprozesse wie zum Beispiel das Fieber, das zur Krebsbekämpfung in der Medizin sogar künstlich erzeugt wird (sogenannten Hyperthermie) können Ablagerungen vorbeugen oder sie heilen. So wurde beobachtet, daß Kinder mit einer Neurodermitis fast nicht oder selten fiebern. Kommt es jedoch zu einem fieberhaften Infekt, so kann die Neurodermitis sich bessern oder sogar ganz verschwinden.

Um die Komplexität dieses Krankheitsbildes zu verdeutlichen, seien, bevor die therapeutische Vorgehensweise erläutert wird, einige Krankheitsverläufe auszugsweise geschildert. Sie sollen unter anderem die Vielfalt dieser Erkrankung widerspiegeln und auch die seelische Not und den Leidensweg deutlich machen, in denen Menschen mit chronifizierten Hauterkrankungen stecken. Es kommt hierbei darauf an, wahrzunehmen, wie sehr für den positiven Heilungsverlauf eine ebensolche seelische Disposition von Bedeutung ist.

———————

Ulrich, zweieinhalb Jahre – erzählt vom Vater

Ulrich ist unser erstes von zwei Kindern. Er mußte wegen einer Steißlage durch Kaiserschnitt entbunden werden. Bei der Erstuntersuchung war alles in Ordnung, wir wurden nur sofort auf eine sehr empfindliche Haut aufmerksam gemacht. Gleich in den ersten Lebenstagen hatte Ulrich Kratzspuren im Gesicht. Er bekam Handschuhe, mit denen er allerdings auch sofort im Gesicht gerieben hat.

Durch die Ungeduld der Schwestern in der Klinik wurde bei Ulrich ziemlich schnell zugefüttert und dadurch abgestillt. Das Kratzen blieb. Die Vermutungen der Ärzte und Schwestern waren zahlreich und lauteten von »das machen alle Kinder« über »Milchunverträglichkeit / Milchumstellung« bis hin zu »Säuglingspickelchen« und »Milchschorf«.

Nach vier bis sechs Wochen war das ganze Gesicht mit diesen »Pickelchen" bedeckt. Nach wenigen Monaten breiteten sich die roten Flecken und Pickelchen auch am Po, an den Beinen, in den Kniekehlen, am Körper und am Bauch aus. Zu diesem Zeitpunkt fiel das erste Mal die Diagnose »Neurodermitis«.

Wir haben verschiedene Milchsorten ausprobiert und sind auf Anraten eines anthroposophischen Kinderarztes auf Vollwertkost umgestiegen. Ulrich bekam nur Vollkorngetreidebrei, Weizen- und Haferschleim. Außerdem haben wir sämtliche Plastikartikel, Kunstfasern und Wolle aus der Wohnung verbannt. Als Uli 1 ¹/₂ Jahre alt war, ist meine Frau vier Wochen mit ihm an die Nordsee gefahren, aber auch dadurch hat sich nichts verbessert.

Es war eine sehr schlimme Zeit für uns. Minimale Besserungen wurden immer schnell wieder abgelöst von katastrophalen Kratzschüben, Weinen, Jammern, Herumtragen, Nicht-Wegwollen von den Eltern. Auf Spielplätzen haben wir sehr schlimme Erfahrungen mit Eltern anderer Kinder machen müssen, die

66

plötzlich weggingen, wenn wir kamen, oder die zu ihrem Kind sagten: »Geh weg, der hat was.« Auch ältere Kinder machten ähnliche Bemerkungen.

Wir hatten mittlerweile festgestellt, daß Uli Hafer, Tomaten und Eier nicht so gut verträgt. Auf Ei hat er einmal so massiv reagiert, daß er in einer Wohnung, in der eine halbe Stunde zuvor Rührei gegessen wurde, einen Schub bekam, bei dem er sich Hals und Gesicht blutig kratzte und die Haut nur noch in Fetzen heruntergerissen hat. Das Kind brauchte sehr viel Betreuung. Je schlimmer es wurde, desto gereizter wurden wir, vor allem ich. Das hat sich natürlich auf Ulrich übertragen. Es war ein katastrophaler Teufelskreis.

Wir hatten mittlerweile von einer Kinderklinik in Gelsenkirchen gehört, die sich auf Neurodermitis spezialisiert hat. Als Ulrich zwei Jahre alt war, ist meine Frau mit ihm zu einer Vorbereitungswoche für Mutter und Kind dorthin gefahren. Hier wurde ein Ernährungsplan erstellt, über mögliche Ursachen der Krankheit, Ernährung, meditative Übungen, Homöopathie und Magnetfeldbestrahlung aufgeklärt. Am dritten Tag ging es Ulrich so gut, daß ein Fremder gar nicht mehr gesehen hätte, daß er jemals Neurodermitis hatte.

Zu Hause sollte anschließend für fünf Wochen eine Auslaßdiät mit Reis und Äpfeln durchgeführt und der Körper entgiftet werden. Nach diesen fünf Wochen war wieder ein Klinikaufenthalt, dieses Mal von mehreren Wochen, angezeigt. In den ersten Wochen der Entgiftungsphase ging es Ulrich konstant miserabel. Er kam dadurch mit einem sehr schlechten Hautzustand in der Klinik an. Dort haben wir erfahren, daß ein anderes Kind Äpfel nicht vertragen hat. Statt Äpfel bekam Ulrich jetzt Birnen. Es wurde von der Stunde an besser, nach drei Tagen waren alle Symptome weg. Schrittweise wurde die Ernährung wieder aufgebaut. Zuerst kam Blumenkohl hinzu, der gut vertragen wurde. Auf Butter hat Ulrich dann wieder sehr stark reagiert. Als Fett verträgt er bis heute nur eine Diätmargarine mit ungesättigten Fettsäuren, aber auch davon nur sehr wenig.

Nach zehn Tagen mußten wir die Klinik aus familiären Gründen wieder verlassen. Aber Ulrich ging es ja sehr gut, und wir trauten es uns durchaus zu, die weitere Austestung der Lebensmittel zu Hause durchzuführen.

Trotz strenger Diäteinhaltung verschlechterte sich der Hautzustand wieder, bis wir feststellten, daß eine Allergie auf Hühner- und Bettfedern besteht. Sämtliche Kissen und Federbetten wurden aus der Wohnung entfernt und die Ernährungstherapie fortgesetzt. Bei den Lebensmittelversuchen haben wir immer wieder Rückschläge erlebt, aber mittlerweile wissen wir ziemlich genau, was Ulrich verträgt und was nicht.

Durch die Vollwerternährung und das Weglassen von Zucker, Salz, tierischem Eiweiß und den Bettfedern haben wir bei Uli sehr gute Erfolge erzielt. Trotz dieser strengen Ernährungseinschränkung wächst und gedeiht er prächtig. Angst vor Mangelernährung haben wir nicht.

Seit es Ulrich besser geht, hat er auch in seiner sozialen Entwicklung Riesenschritte vorwärts gemacht. Diesbezüglich war er doch etwas zurückgeblieben, als er so krank gewesen ist.

In der Klinik haben wir auch begriffen, wie wichtig es ist, sein Kind loszulassen in die eigene selbständige Welt. Das Kind soll lernen, seine Konflikte kindgerecht und auf seine eigene Weise zu lösen und nicht durch Eingreifen der Eltern oder über das Kratzen auszutragen. Wir haben beobachtet, daß die Kinder, solange sie miteinander gespielt haben, nicht kratzen mußten, und, sobald eine enge Bezugsperson in der Nabe war, oft wieder damit angefangen haben. Sie sind es gewohnt, daß jemand reagiert, wenn sie kratzen, sei es im Guten oder im Bösen. Der Professor in der Klinik hat uns auch sehr ans Herz gelegt, durch eigenes Entspannungstraining zu lernen, besser mit der Krankheit des Kindes umgehen zu können, es auch mal kratzen zu lassen. Seit

Ulrich auf der Welt ist, hat sich unser Leben sehr verändert. Auch wir haben unsere Ernährung und Lebensgewohnheiten umgestellt. Wir haben festgestellt, daß viele materielle Dinge von früher Ersatzbefriedigungen waren, die gar nicht mehr so wichtig sind. Wir sind durch eine harte Schule gegangen, aber wir haben viel dazu gelernt.

Katinka, acht Jahre – erzählt von ihrer Mutter

Katinka ist das dritte von vier Kindern. Sie war schon als ganz kleines Baby an der Haut im Windelbereich sehr empfindlich. Ich konnte sie nur mit Stoffwindeln wickeln. Obwohl wir spezielle Cremes und Puder nahmen, blieb sie immer wund. Außerdem hatte sie sehr starken Milchschorf, der ganze Kopf war mit Placken bedeckt. Beides, die Windeldermalitis und den Milchschorf, hatte sie von Geburt an.

Die Schwangerschaft und Geburt von Katinka habe ich ganz normal erlebt. Mir war zwar bis zum achten Monat ständig etwas übel, aber ansonsten ging es mir ganz gut. Die Geburt hat allerdings sehr lange gedauert. Als die Sauerstoffzufuhr nicht mehr stimmte, bekam ich eine Periduralanästhesie (Rückenmarknarkose). Zum Schluß ging alles recht hektisch und schnell. Durch die Narkose konnte ich meine Wehen ja nur auf dem Wehenschreiber verfolgen. Plötzlich hatte ich Angst, daß etwas schiefgeht, da ich mich so beeilen mußte. Dann habe ich Katinka mit drei Preßwehen, die ich nicht gespürt habe, herausgedrückt. Ich habe meine ganze Kraft hineingelegt, dieses Kind herauszudrücken, mir war irgendwann alles egal, ich habe nur noch gedrückt.

Medizinisch war alles in Ordnung, ich konnte auch sofort stillen. [...] Als Katinka erst drei Wochen alt war, mußte ich wieder zur Arbeit gehen. Sie hat es tatsächlich fertiggebracht, jeden

Schnuller und jede Flasche zu verweigern, bis ich nach Hause kam. Es ist eine ganz enge Bindung da. Ich muß sagen, ich hatte sie von der Geburtsstunde an ständig bei mir, sooft es mir möglich war, Tag und Nacht. [...]

Als Katinka ein Jahr alt wurde, ich traue mich kaum, es zu sagen, war sie schon »stubenrein«. Die nassen Windeln waren ihr wohl selbst unangenehm, außerdem hatte sie bei der älteren Schwester gesehen, daß sie auf den Topf ging. Da Katinka sehr energisch und willensstark ist, hat sie es durchgesetzt, an ihrem ersten Geburtstag auf den Topf zu gehen, und sofort auch produziert. Von diesem Zeitpunkt an hat sie nur noch nachts Windeln gebraucht, danach wurde es am Popo sofort besser.

Am Kopf haben wir alles mögliche versucht, haben ihn vor allem mit Öl eingeweicht. Abends haben wir oft Stunden dagesessen, da sie sowieso nicht schlafen konnte, und haben ihrem Kopf ein bißchen Luft verschafft. Das hielt nie lange an und war immer schnell wieder verschärft. Es hat auch sehr gejuckt, die Haare konnten nicht durchkommen, sie konnten einfach nicht durchspitzeln durch die Schicht. Heute ist Katinka acht Jahre alt und hat teilweise noch Milchschorfstellen auf dem Kopf.

Ich kann mich nicht genau erinnern, wann das mit diesen ekzematösen Placken auf der Haut am Körper begonnen hat, es muß aber auch schon ziemlich bald gewesen sein. In den Kniekehlen und Armbeugen fing es zunächst an. Hautstruktur und Hautfarbe veränderten sich, die Haut wurde rosagelblich. Das wurde immer schlimmer und Katinka hat immer mehr gekratzt, häufig bis das Blut lief. An den Beinen ist es immer mehr nach oben gezogen, die Innenseiten der Oberschenkel waren betroffen bis hinauf in den Schrittbereich. Wir konnten sie kaum mehr baden, nur in einem speziellen Ölbad war es ab und zu möglich. Duschen und Chlorwasser hat sie überhaupt nicht vertragen, danach breitete sich der Juckreiz am ganzen Körper aus.

Wir konsultierten die verschiedensten Hautärzte und haben viele Salben und Cremes ausprobiert. Das Resultat war leider meistens so, daß nur eine leichte Cortisonbehandlung erfolgreich war. Da wir Cortison auf Dauer nicht nehmen wollten und keine Alternative kannten, haben wir das ganze Hautproblem zunächst einmal vernachlässigt.

Katinka hat in der ganzen Zeit sehr gelitten, es wurde schon mal ein klein wenig besser, aber vor allem nachts war sie sehr unruhig und hat viel gekratzt. Die betroffenen Hauptstellen blieben die Oberschenkel und die Ellenbeugen.

Wir haben weiterhin viele Ärzte und Ärztinnen aufgesucht, aber sie wußten nicht viel und konnten uns auch nicht so recht weiterhelfen. Sie behandelten das Symptom vor allem äußerlich, nach der eigentlichen Ursache wurde nicht geforscht.

Ein befreundeter Arzt hat mir mal empfohlen, Katinka selbst entscheiden zu lassen, womit sie ihre Haut behandeln will, was sie gefühlsmäßig glaubt, was ihr gut tut. Sie wollte zunächst vor allem Butter nehmen, wodurch es allerdings nicht besser wurde, sondern die Haut sich nur rötete und Bläschen warf. Später hat sie es einmal mit Honig probiert, aber auch das war nichts als eine elendige Papperei. Auf Nahrungsmittel habe ich keine Veränderungen oder Verschlimmerungen feststellen können. Kleidungsstücke kaufe ich allerdings nur noch aus Baumwolle und Synthetik, Wolle lasse ich ganz weg.

Am schlimmsten war der Juckreiz. Es hat mir immer weh getan, wenn ich sah, wie das Kind sich kratzte und zerstörte. Ich habe Katinka dann wie ein Ei auf den Schoß genommen und nach innen festgehalten. Das ist so meine Art, mit dem Juckreiz umzugehen und ihn zu stoppen. Das Kind als Ganzes sehen, es massieren, streicheln und ablenken, statt nur äußerlich die Stellen zu behandeln. Ich wollte andere Reize beziehungsweise Gefühle auslösen. Oft hatte ich ein schlechtes Gewissen, daß ich bezüglich äußerer Hautpflege zu wenig tat, aber es war mir *näher, das ganze Kind zu nehmen, anzunehmen in seinem Leid, ihm das Gefühl zu vermitteln, daß ich da bin.*

Nach vielen vergeblichen Versuchen bei Hautärzten sind wir dann zu unserem Hausarzt auf dem Land gegangen, der auch homöopathisch orientiert ist. Er hat sich sehr viel Zeit genommen und über einen komplexen Fragebogen eine ausführliche Anamnese erstellt, durch die er eine entsprechende homöopathische Behandlung einleiten wollte.

Katinka war mittlerweile sieben Jahre alt. Nach der Auswertung des Anamnesebogens bekam sie zwei Sulfor-Kügelchen zum Lutschen, und schon bald darauf wurde es merklich besser. Wir waren sehr froh damals, aber nach drei Monaten bereits begann der Juckreiz wieder. Katinka bekam abermals ein Sulfor-Kügelchen, und es wurde besser. So geht es seitdem eigentlich weiter. So alle drei bis fünf Monate, wenn wir merken, daß sie wieder nervös wird und anfängt zu jucken, geben wir ihr ein Kügelchen. Es tut ihr gut und nimmt auch den Juckreiz.

Der Arzt hat ebenso versucht, die Kopfschmerzen, unter denen Katinka leidet, in diesem Zusammenhang zu behandeln. Das ist bisher leider nicht geglückt, deshalb meinen wir auch, noch nicht das endgültige Mittel gefunden zu haben.

Der Hautzustand ist heute so, daß die Placken zwar noch sichtbar, aber wesentlich schwächer, heller und kleiner geworden sind. Es sieht eher wie eine Pigmentstörung aus, die Hautoberfläche ist wieder glatter geworden.

Als Mutter bin ich einfach dadurch, daß ich mehrere Kinder habe, mit der Behandlung der Krankheit sicher zu wenig sorgfältig umgegangen, war auch nicht konsequent mit dem Einschmieren. Das habe ich mehr oder weniger Katinka selbst überlassen. Hin und wieder habe ich sie erinnert, aber häufig wurde es auch ganz vergessen. Für mich hatte es auch nie den Anschein, daß die Salben, außer dem Cortison, wirklich helfen würden.

Ottmar, fünfunddreißig Jahre

Bis zu meinem achten Lebensjahr sind weder mir noch meinen Eltern irgendwelche Hautprobleme in Erinnerung. Im Alter von acht Jahren zeigten sich die ersten Stellen am Rücken, vor allem entlang der Wirbelsäule, und auf der Kopfhaut. Das zog sich so durch die ganze Schulzeit hin. Mit vierzehn Jahren breitete sich die Krankheit auch im Gesicht und am Hals aus. Außerdem bekam ich Asthma.

Ich hatte damals eine Lehre als Betriebselektriker begonnen und vermute heute, daß der Kontakt mit Maschinenöl mit ausschlaggebend dafür war. Die Haut beruhigte sich zwar wieder, Gesicht und Hals blieben allerdings weiterhin mehr oder weniger stark betroffen. Ein vierwöchiger Nordseeaufenthalt in einer Hautklinik hat mir 1972 sehr gut geholfen. Danach war ich bestimmt für drei Monate beschwerdefrei. Zwei weitere Nordseeaufenthalte in den darauffolgenden Jahren haben keinen Erfolg mehr gebracht.

Am Anfang meines Studiums, mit zwanzig Jahren, verschlechterte sich der Hautzustand wieder zusehends. Behandelt wurde ich seinerzeit noch überwiegend mit Cortison. Vor sechs, sieben Jahren hatte ich meine schlimmste Zeit. Damals breitete sich die Neurodermitis am ganzen Körper aus. Ich mußte sieben Wochen stationär in die Universitäts-Hautklinik und wurde wieder mit Cortison behandelt. Mit einer Mischung aus Cortison und Ruhe erzielte ich eine ganz gute Besserung. Doch kaum war ich vierzehn Tage wieder zu Hause, war alles so schlimm wie vorher. Streßbedingte Faktoren durch Studium und Diplomarbeit spielten damals sicher keine unwesentliche Rolle.

Am Ende des Studiums ging es mir immer noch sehr schlecht. Jetzt wollte ich mal etwas anderes als die herkömmliche Schulmedizin ausprobieren. Ich bin zu einem Heilpraktiker gegangen, der eine homöopathische Behandlung einleitete. Mit entsprechenden Spritzen und Tropfen wurden sämtliche Entgiftungsorgane angeregt. Die Therapie war sehr hart, denn viele dieser Gifte wurden über die Haut ausgeschieden, was extreme Hautverschlechterung bedeutete.

Nach zweieinhalb Monaten habe ich mit dieser Behandlung wieder aufgehört, da ich eine Arbeitsstelle gefunden hatte. Arbeit und diese aufwendige Therapie ließen sich nicht vereinbaren. Ich hatte auch schon eine eindeutige Besserung erzielt. Zu diesem Zeitpunkt nahm ich nur noch dann Cortisonpräparate, wenn es gar nicht anders ging. Seit damals habe ich auch fast keine Asthmaanfälle mehr gehabt.

Vor fünf Jahren habe ich angefangen, jedes Jahr in Österreich eine Fastenkur mit kombinierter Mayr-Kur durchzuführen. Die Mayr-Kur ist eine Milch-Semmel-Diät, die die Darmfunktion wieder normalisieren soll. Zunächst hat sich die Haut dadurch zwar beruhigt, aber es wurden immer wieder Giftdepots über die Haut ausgeschieden, was einige Male zu Hautverschlechterungen führte. In dieser Fastenklinik habe ich auch eine Ozontherapie begonnen, die allerdings keinen Erfolg brachte. Seit vier Jahren nehme ich überhaupt kein Cortison mehr.

Was mir in Österreich auch sehr geholfen hat und was ich heute immer wieder anwende, ist die Dauerbrause. Anfänglich liegt man fast eine Stunde unter einer Dusche von achtunddreißig bis vierzig Grad, was bis zu anderthalb Stunden gesteigert werden kann. Anschließend fühle ich mich immer wie rein gewaschen, die Haut wird dann nur leicht mit Pflegecreme oder -öl behandelt. Man könnte meinen, daß die Haut dadurch zu sehr ausgetrocknet wird, aber ich habe die Erfahrung gemacht, daß das Gegenteil der Fall ist. Saunabesuche bekommen meiner Haut ebenfalls sehr gut. Erst hier habe ich richtig schwitzen gelernt. Auch Sauna empfinde ich als Reinigungseffekt und brauche anschließend kaum Pflegemittel.

Im vergangenen Jahr habe ich die Fastenkur mit Eigenblut- und Eigenurinbehandlungen unterstützt. Die Eigenurinbehand- lungen hatten bei mir eine stark reinigende Wirkung.

Der massive Juckreiz und die Schlafstörungen haben sich mittlerweile wesentlich gebessert. Bei Streß und Aufregung ver- spüre ich den Juckreiz heute noch, aber gegenüber früher bin ich schon viel gelassener geworden.

Mein Körper ist inzwischen relativ erscheinungsfrei. Ellen- beugen und Kniekehlen, vor allem aber Hals und Gesicht sind die Stellen, die heute noch betroffen sind.

Meine Ernährung habe ich seit einiger Zeit auf Vollwertkost umgestellt. Ich esse kein Salz, fast keinen weißen Zucker, keine scharfen Gewürze, kein Fleisch, keine Eier und kein Weißmehl mehr. Ich trinke überhaupt keinen Alkohol, lasse Schwarztee und Kaffee weg und versuche, möglichst staubfrei zu leben. Durch diese vegetarische Ernährungsumstellung hat sich auch in mir sehr viel verändert. Mein Denken und Fühlen sind anders gewor- den, ebenso meine Beziehungen zu Menschen. Ich konnte früher nie meine Wut herauslassen, habe immer sehr viel in mich hineingefressen. Heute werde ich zwar auch nicht wütend, aber ich kann andere besser so lassen, wie sie sind. Ich nehme die Reaktionen anderer nicht mehr so persönlich, muß demzufolge auch nicht mehr so viel schlucken.

Meine Familie hatte sehr wenig Verständnis für meine Krank- heit. Meine Eltern meinten, daß ich mich zusammenreißen müßte. Eine Zeitlang hatte ich das Gefühl, es ihnen nicht ver- zeihen zu können, daß sie sich so wenig um meine Krankheit gekümmert haben. Ich war immer das schwarze Schaf in der Familie, das von seinen Eltern nicht geliebt wurde. Eine Teilursa- che der Neurodermitis könnte schon in diesen frühkindlichen Erfahrungen verankert sein. Vielleicht hat meine Seele sich diese Krankheit auch geschaffen, um sich wenigstens auf diese Weise etwas Zuwendung zu holen.

Weinen habe ich leider auch verlernen müssen. Der Zugang zu meinen Tränen fehlt mir heute noch. Ich wollte, ich könnte wieder weinen.

Aufgrund der Neurodermitis habe ich mir mal alle Amalgamfüllungen und toten Zähne aus meinem Kiefer entfernen lassen. Man versucht ja alles, wovon man sich Besserung verspricht.

Am meisten allerdings haben mir, glaube ich, die Ernährungsumstellung und die Ausleitung der Gifte aus dem Körper geholfen. Zur weiteren Stabilisierung des momentanen Zustands werde ich sicherlich noch mehr Fastenkuren durchführen. Leider muß ich sie alle selber finanzieren, da die Krankenkassen und Rentenversicherungsträger nur Standardbehandlungen mit Cortison, Normalkost und Klima bezahlen.

Die Haupteinschränkung durch die Neurodermitis erlebe ich immer noch im Sport – durch das Schwitzen.

Leider habe ich einige Dauerschäden durch Cortison davongetragen. Mir sind viele Haare ausgegangen und abgebrochen, auch die Augenbrauen; außerdem ist die Haut sehr dünn geblieben. Durch die lange Cortisonbehandlung habe ich auch eine Augenlinse verloren. Vor vier Jahren wurde ich am rechten Auge an einem Cataract (grauer Star) operiert. Seitdem muß ich eine Contactlinse tragen, was sich natürlich mit der Neurodermitis ganz schlecht verträgt. Die durch die Krankheit bedingte fast chronische Bindehautentzündung wird durch das Tragen der Linse noch unterstützt. Es war eine böse Erfahrung, die ich da machen mußte, aber ich habe diese zusätzliche Augenkrankheit so verstanden, daß sie mich dazu gezwungen hat, noch mehr nach innen zu schauen.

Soweit die Berichte einiger Betroffener.[24]

---

24 Sie sind vollständig abgedruckt in: Vogt, Elisabeth/Schlieper, Gisela: Neurodermitis. Psyche, Ernährung, Hautkosmetik, München 1991. S. 72, 75 und 81.

Hinweise auf Heilungsmöglichkeiten

Naturheilkunde, Homöopathie und anthroposophische Medizin verfügen über ein breites Spektrum an Therapiemöglichkeiten, um neben den psycho-hygienischen Maßnahmen und der Sanierung des sozialen Milieus, die Krankheit akut und langfristig konstitutionell anzugehen.[25]

Dabei geht es vornehmlich um eine Darmsanierung, die Stärkung der Verdauungstätigkeit und speziell der Leber mit bestimmten Bittermitteln wie Löwenzahn und Wegwarte, Außenanwendungen mit Meersalz oder Öldispersionsbäder, eine tierisch eiweißfreie, phosphatarme Diät, und Gaben von Gamma-Linolensäure zur inneren »Befeuchtung«, das heißt Fett- und damit Feuchtigkeitsbildung. Man weiß heute, daß der Neurodermitiker diese Fettsubstanz in der Haut zu wenig bildet. Gamma-Linolensäure kommt vor allem im Samen der schwarzen Johannisbeere, dem Borretsch und der Nachtkerze vor, ist also ein Öl aus dem Bereich der Pflanze, in dem noch die meisten Lebenskräfte enthalten sind, den Samen. Einige Patienten haben auch gute Erfolge mit der sogenannten Eigenurintherapie.

Wichtige Präparate sind auch Kalk-Eichenrinde-Verbindungen, das Metall Antimon und besonders Kiesel in homöopathischer Form. So wird zum Beispiel in der anthroposophisch orientierten Medizin mit großem Erfolg schon bei Müttern in der Schwangerschaft prophylaktisch ein Präparat gegeben und dem Säugling über längere Zeit nach der Geburt, wenn in der Familie Tendenzen zu Hautproblemen bestehen. Es ist das der Aufbaukalk 1 und 2 (Weleda), der ein wichtiges Konstitutionsmittel zur Harmonisierung von Nerven- und Stoffwechselsystem ist.

---

25 Alle Mittel und Maßnahmen aufzuzählen, läßt der vorgegebene Umfang dieser Studie nicht zu.

Ein tiefgreifendes Konstitutionsmittel bei allen Arten von Hauterscheinungen in frühester Kindheit ist auch das Dermatodoron (Weleda), das aus zwei Pflanzen besteht – Bittersüß und Pfennigkraut, die in der Asche bis zu 30 % Kiesel aufweisen. In diesem Zusammenhang sei auch wieder auf die Brennessel und den Schachtelhalm hingewiesen. Die Firma Wala hat hervorragende Mittel wie zum Beispiel die Organpräparate, um die Vitalität der Haut anzuregen und damit wieder zu verjüngen. Wenn man auch nicht in allen Fällen heilen kann, so ist es doch möglich, mit einer Kombination von Maßnahmen – zum Beispiel Metallpräparate und entsprechende Heilpflanzen – den Zustand zu stabilisieren.

Die Akne

»Die Tiefe der Hautschädigung ist proportional zur Tiefe der psychischen Störung.«[26]

Die gewöhnliche Akne, die als eine physiologische, das heißt »normale« Begleiterscheinung ab der Pubertät auftritt und spätestens bis zum fünfundzwanzigsten Lebensjahr wieder verschwunden ist, besteht aus einer Entzündung der Haarbalgdrüsen (Follikel) vornehmlich im Gesicht. Durch eine vermehrte Talg- beziehungsweise Fettabsonderung verstopfen die entsprechenden Ausführungsgänge der Talgdrüsen, die Haut erscheint fettig, die Drüsen entzünden sich und werden zu eitrigen Pusteln. Wir können im Sinne der bisherigen Ausführungen von einer Stoffwechselstörung sprechen, die sich über die Haut äußert, beziehungsweise von einem dislozierten, verschobenen Verdauungsprozeß, der statt in den entsprechenden Organen an der Peripherie stattfindet.

Gerade in den Jahren, in denen der Sinn für Schönheit, Sinnlichkeit und Ästhetik erwacht – die Ärzte des antiken Griechenlands sprachen vom »Venusalter«, schlägt die Haut aus, findet ein Reinigungsprozeß statt. Besonders betroffene Jugendliche können sich »aussätzig« und stigmatisiert fühlen, obwohl in keinem Alter das Gruppenbedürfnis so groß ist. Das betrifft gleichermaßen Jungen wie Mädchen. Neben dem Chaos im Zimmer ist das chaotische Aufflammen der Haut eins der äußerlichen Zeichen umwälzender Ereignisse in den Entwicklungsjahren.

---

26 Didier Anzieu, Das Haut-Ich, Frankfurt/M. 1991, S. 53. Siehe auch Anmerkung 8.

Problematisch wird es für die Haut erst dann, wenn sich die eitrigen Pusteln nicht nach außen öffnen und bestimmte Bakterien (die Propionibakterien) den Talg in aggressive Fettsäuren zerlegen, die dann zu Papeln und verhärtenden Knoten führen und das Gewebe einschmelzen, so daß entstellende Narben zurückbleiben. In der Haut wird also eine mangelhaft verdaute Stofflichkeit in Form von Fett – an falscher Stelle und in zu großer Menge – ausgeschieden und in den Drüsen zurückgehalten.

Die Pubertät ist unter anderem dadurch charakterisiert, daß man nun seine Leiblichkeit tiefer ergreifen will, das heißt, man »erobert« sich jetzt seine Stoffwechsel- und Sexualorgane. Bei der starken Aknebildung liegen dort individuelle Hindernisse vor, welche die Stoffwechselaktivität nachhaltig in den Nerven-Sinnes-Bereich des Gesichts schlagen lassen und durch gewisse seelische Probleme, die oft erst ab der Pubertät auftreten (wie zum Beispiel Mager- und Fettsucht, Depression oder Drogenprobleme), noch verstärkt wird.

Die schwere Akne ist ein multifaktorielles Geschehen, das auch noch im Alter in veränderter Form auftreten kann und als ausgedehnte Abzeßbildung (Acne conglobata) vornehmlich den Rücken und auch die Beine betrifft. Es spielen neben den seelischen Ereignissen natürlich auch begleitende hormonelle Umstellungen eine wichtige Rolle, eine einseitige, denaturierte Ernährung und ein Mangel an Luft und Licht, die zum Beispiel im Sommer die Hautatmung und -verdauung günstig beeinflussen, denn das Sonnenlicht hat in richtiger Dosierung eine spezifisch positive Beziehung auf unsere Knochen- und Hauttätigkeit.

Rudolf Steiner hat auf den inneren Zusammenhang von Haut und Knochen hingewiesen und sie dort – wie die moderne Psychoanalyse, die vom »Haut-Ich« spricht – als ein »Ich-Organ« bezeichnet, das ähnlich wie die Seele im Nerven, die Lebenskräfte im Drüsigen seine physische Entsprechung im Blut hat und somit alle Tätigkeiten des Körpers umfaßt.[27]

Eine andere Form von Akne, die besonders bei Männern in den mittleren Jahren auftreten kann, ist das Akne Keloid. Wir finden sie bevorzugt als bindegewebige Wucherung (Keloid) im Nackenbereich.

Auch die psychosomatische Medizin hat sich in den letzten Jahren vermehrt der Pubertät und ihren körperlich-seelischen Umbrüchen und Problemen gewidmet, und es wurde bereits in den vorangegangenen Kapiteln angesprochen, daß gewisse Akneerscheinungen mit seelischen Überforderungen zu tun haben und damit unbewußt auf die Umgebung abschreckend wirken sollen, um die notwendige Innenreifung nicht zu gefährden.

Seelische Störungen drücken sich ja immer mehr oder weniger auch im Stoffwechsel und in der Hormonproduktion aus. So hat man festgestellt, daß Ärger und Streß zu einer vermehrten Fettbildung der Haut und Kopfhaut führen, Depression und Schuldgefühle seelisch zusammenziehen und auf die Hautdrüsen verengend einwirken. Dadurch entstehen dann die wohlbekannten Pickel an den verschiedenen Stellen des Körpers. Wenn sie in umgrenzten Gebieten des Gesichts auftreten, so verweisen sie, nach der östlichen Medizin, auf bestimmte geschwächte Organe:

Stirn	⇔	Darmbereich
Wangen	⇔	Lungenbereich
Nasengegend	⇔	Herzbereich
Mundgegend	⇔	Fortpflanzung
Mundecken	⇔	Magen
Kiefer und Kinn	⇔	Niere

---

27 Vgl. Rudolf Steiner, Eine okkulte Physiologie, Prag 1911.

In den letzten Jahren hat man sich auch mit der Narbenbildung beschäftigt, die bei der Akne schwere Grade annehmen kann. So stellte man durch Persönlichkeitstests fest, daß Patienten mit schwerer Akne auffallend aggressiver, störanfälliger, ängstlicher und unruhiger waren als die gesunde Vergleichsgruppe, was die Schlußfolgerung erlaubt, daß die Krankheit etwas mit »seelischen Narben« zu tun hat.

Bei bestimmten Aknepatienten ist auch auffallend, daß die Harmonisierung der physisch-leiblichen Entwicklung mit der emotional-sexuellen in der Entwicklungszeit nur schwer gelingt und dieser Widerspruch zwischen Leib und Seele zu einem weitreichenden Problem werden kann.

Die aknebelastete Haut führt aber gerade in der Pubertät, der Zeit der großen Empfindsamkeit und Labilität, zu persönlichen und sozialen Konflikten durch Zurückstoßung, Minderwertigkeitsgefühle, Scham, Ekel, Spott, Mitleid, sexuelle Ablehnung oder Gruppendruck und muß deshalb äußerst behutsam angegangen werden, um das Selbstwertgefühl nicht nachhaltig zu schwächen. »[...] das soziale Umfeld beteiligt sich an der Therapie. Erst mit zunehmendem subjektiven Leidensdruck erhöht sich die Wahrscheinlichkeit, daß ein Arzt aufgesucht wird. Der Weg führt dann zumeist vom Allgemeinmediziner zum Dermatologen und in seltensten Fällen zum Psychotherapeuten. Wichtig ist, daß sich die Kommunikation zwischen Arzt und Patient nicht auf der objektiven, das heißt diagnostizierten Ebene abspielt, sondern auf derjenigen der persönlichen Beziehung. Dies heißt, daß der subjektiv empfundene Leidensdruck wichtiger sein muß als der objektive Befund. Patienten mit hohem Leidensdruck, aber möglicherweise geringem objektiven Befund fühlen sich nicht selten von ihrem Arzt mißverstanden, was sogar zu einer Verstärkung der medizinisch feststellbaren Befunde führen kann.«[28]

---

28 Condrau/Schipperges, a.a.O., S. 79.

Für die Therapie der behandlungsbedürftigen Akne muß neben der psychologischen Stützung und dem Abbau von überfordernden Situationen besonderer Wert auf die Ernährung gelegt werden, um den Stoffwechsel an der Peripherie zu entlasten. In der Pubertät mit der Vorliebe für »fast food«, Süßigkeiten (besonders Schokolade), Fleisch, Rauchen et cetera ist das nicht so einfach. Da eine grundlegende Störung im Eiweiß- und Fettstoffwechsel vorliegt, sollte eine eiweißarme, naturbelassene Ernährung bevorzugt werde. Auch hier hat sich eine schwerpunktmäßige Rohkosternährung zusammen mit Kieselsäurepräparaten bewährt. Schweinefleisch ist zu meiden, und Fette und Öle sollten in kaltgepreßtem Zustand genommen und nicht erhitzt werden. Auch die isolierten Kohlehydrate wie weiße Spaghetti und der Industriezucker sollte man tunlichst einschränken. Zucker ist in dieser Form entzündungssteigernd. Auch Obst und besonders Zitrusfrüchte sind einzuschränken. Bewegung in frischer Luft und kurze Sonnenbäder sind sehr von Nutzen, deshalb bessern sich die Symptome auch im Sommer.

Eine hilfreiche Therapie des gesamten Stoffwechsels, kombiniert mit Außenanwendungen, bietet die Firma Wala in ihrer »Akne-Serie«, die neben bewährten Leber-, Galle- und Nierenmitteln auch Schwefel und Kapuzinerkresse enthält.

Neben der inneren und äußeren Basistherapie müssen aber immer auch die individuellen leiblich-seelischen Gegebenheiten angegangen werden.

Dazu zwei Beispiele:

• Bei einer fünfundvierzigjährigen Frau bestand seit sechs Jahren eine knotig-pustulöse Akne unter anderem der unteren Gesichtshälfte (Nieren!). Sie hatte eine empfindlich-fleckige Haut und in ihrer Vorgeschichte mit einer Pyelonephritis (Nieren- und Nierenbeckenentzündung) zu kämpfen. Eine

Verschlimmerung trat durch die Ehescheidung und den Wiedereintritt in das Berufsleben ein. Ihre Konstitution konnte durch zwei Eßlöffel Nierentonikum der Firma Wala am Abend (besteht aus Birkenblättern und Wacholder) und durch zwei subcutane Spritzen über der Nierengegend mit Renes/Cuprum – ebenfalls Wala – sichtbar und rasch verbessert werden.

• Eine fünfzehnjährige Frau litt an schwerer Akne papulopustulosa an Gesicht und ganzem Oberkörper und war mit Antibiotika behandelt worden. Die Akne besserte sich jedoch erst nach einer Behandlung der vorliegenden starken Obstipation (Verstopfung). Die verdauungsregulierende Wirkung der »Akne-Kapseln« (Wala) wurde hier ergänzt durch »Choleodoron« (ein Gallemittel der Firma Weleda) und »Digestodoron« (ein Verdauungsrhythmisator, ebenfalls Weleda) sowie durch eine Nahrungsumstellung (reichlich Flüssigkeit und Frischkost, Pflaumen, Leinsamen, Kleie). Allgemein zeigte die Erfahrung, daß auch schwere Fälle durch eine längere konsequente Behandlung gut zu beeinflussen sind.[29]

---

29 Vgl. Das Krankheitsbild der Akne vulgaris, Wala-Informationen für Ärzte [Wala med.], Sommer 1995.

Die Schuppenflechte (Psoriasis)

Die Schuppenflechte spielt sich auf der Nerven-Sinnes-Schicht der Haut, der sogenannten Epidermis (Oberhaut) ab. Die Zellerneuerung in der Keimschicht der Oberhaut, aus der alle neuen Zellen stammen, beschleunigt sich bei dieser Krankheit auf das Siebenfache der Norm. Der normale Weg der Hautzellen von der Bildung bis zur Abschilferung beträgt achtundzwanzig Tage, ist also mit einem Menstruations-Mondenrhythmus zu vergleichen. Die Zellen des Psoriatikers »hasten« also in Überaktivität und erreichen, nicht richtig ausgereift, schon in vier Tagen ihr Ziel, um dann aber umso schneller zu vertrocknen, zu verhornen und juckende, später panzerartige Schuppen zu bilden. Somit ist der Hautrhythmus insgesamt tiefgreifend gestört.

Die Krankheit beginnt meist mit kleinen Knötchen, die stecknadelkopfgroß sind und sich zu runden oder ovalen Scheiben bilden, die starke silbergraue Schuppen entwickeln. Die Ausbreitung erfolgt in unregelmäßigen, doch auch symmetrischen Kreisen, so daß die Haut wie eine Landkarte aussieht. Sie tritt besonders häufig zwischen der Pubertät und dem dreißigsten Lebensjahr auf. Jede Hautstelle kann betroffen sein, doch bevorzugt sie die Streckseiten der Gliedmaßen und dort besonders die Ellbogen und Knie.

Häufig wird aus der schubweise auftretenden Symptomatik eine chronifizierte Krankheit. Der Patient fühlt sich stigmatisiert und fällt in seiner Umwelt vom ästhetischen Gesichtspunkt meist unangenehm auf. Die Krankheit kann sich auch lange auf der behaarten Kopfhaut verbergen, mit starkem Jucken auftreten und mit Asthma und Gelenkerkrankungen verbunden sein. Sie ist weitgehend erblich veranlagt, muß aber nicht ausbrechen, wenn nicht schwerwiegende seelische Konflikte hinzukommen.

In der Psychologie hat man versucht, die Schuppenflechte von verschiedenen Konfliktpotentialen her – von Verlustängsten bis hin zu Verdrängungen – zu verstehen, was aber nach meiner Meinung ihrem eigentlichen Wesen nicht gerecht wird.

Tatsache ist, daß sich die Haut in ihrer Panzerungstendenz – wie wir es im normalen Sinn bei der Schuppenbildung im Tierreich finden – überhastet und die darunterliegende Haut nach Entfernen der Schuppen blutet. Es besteht also zwischen Panzer und Oberhaut kein vermittelnder Schutz. Man kann das so interpretieren, daß frühe seelische Wunden gesetzt wurden, die, wenn man den schützenden Panzer entfernt, wieder zu bluten anfangen.

Die Schuppenflechte schiebt sich also zwischen den Patienten und seine Umwelt und zeigt offenbar einen Konflikt zwischen der Sehnsucht nach Nähe und Beziehung und durch seelische Verletzungen bedingte gleichzeitige Abwehr von Nähe und Intimität.

Die andere Seite der Schuppenbildung verweist auf die Häutung, wie sie zahlreich im Tierreich und seelisch-organisch zum Beispiel im Verlauf von Kinderkrankheiten beim Menschen zu finden sind. »Häutung« im psychologischen Sinn heißt aber, alte Muster und Gewohnheiten, also die Vergangenheit, abzulegen und für Neues offen zu sein. Bleibt der Patient nun in seiner »alten Haut« stecken, so kommt es unbewußt zu einem Konflikt mit dem Neuen, in das man sich jetzt mit allen Unsicherheiten begeben müßte. So panzert man sich ein und beharrt im Alten und Bewährten, das einen gewissen Schutz gewährt. Auch überwältigende Ereignisse können die Haut zu einer Überreaktion bringen wie berufliche Belastungen, Ehekrisen oder Trauerfälle.

In vielen Märchen und Mythen finden wir die Symbolik wieder, wie durch Häutung das Jungsein erreicht werden kann. So zum Beispiel in einem Mythos aus Melanesien.

»Der gute und der böse Gott berieten sich nach der Erschaffung des Menschen.

86

Der gute Gott bemerkte erste Falten an der Haut der Menschen. Er sprach von ihrem äußeren Aussehen und fügte hinzu, jetzt seien sie noch jung, doch im Alter würden sie sehr häßlich werden. Dann, so beschloß er, werde er sie abhäuten wie einen Aal, und eine neue Haut werde wachsen, und so würden die Menschen ihre Jugend erneuern wie die Schlangen und würden unsterblich werden. Doch der böse Gott sprach: ›Nein, so soll es nicht sein. Wenn ein Mensch alt und häßlich ist, werden wir ein Loch ausheben und den Leichnam hineinlegen, und so soll es auch bei seinen Nachkommen sein.‹ Weil derjenige, der das letzte Wort hat, recht behält, kam der Tod in die Welt.«[30]

Wie schon ausgeführt, ist die leibliche Lokalisation einer Krankheit für das tiefere Verständnis des Seelischen unverzichtbar. So haben wir bei der Psoriasis vornehmlich mit Ellbogen und Knie zu tun. In mittelalterlichen Abbildungen des sogenannten »Tierkreiszeichenmenschen« stehen die Organregionen in direktem Bezug zu den Sternzeichen. In unserem Fall haben Ellbogen und Knie eine Beziehung zum Steinbock, dem Tier, das in schwindelnde Höhen klettert. Wollen wir uns im Leben also Raum schaffen – die sogenannte Ellbogenfreiheit – und aus alten Niederungen zu Höhen aufsteigen, um uns weiter zu entwickeln, so brauchen wir unsere Ellbogen und die Knie, um unsere Füße in Gang zu setzen. Dies scheint einigen Psoriasispatienten nicht leicht zu fallen und so panzern sie sich in alte Gewohnheiten und damit Unbeweglichkeiten ein, aus der unbewußten Angst vor dem unsicheren Neuen. Wie wir schon in der Beschreibung des von dieser Krankheit betroffenen John Updike sahen, läuft der Psoriatiker immer Gefahr, in narzißtischer Selbstfixierung auf seine eigene Haut verhaftet zu bleiben und auf der anderen Seite sich selbst als abstoßend und makelhaft zu erleben. Tritt man-

---

30 Zitiert nach: Anne Maguire, Hauterkrankungen als Botschaft der Seele, Olten 1991, Seite 52.

gelnde Berührung zur Umwelt hinzu, entsteht oft ein Gefühl von Unreinheit und Wertlosigkeit. Die unreine Haut bildet somit eine »Kontaktblockade«, die die ersehnte Berührung schwierig macht. Manchmal erzeugt der Betroffene durch starkes Kratzen selbst eine »Schmerzhülle«, die das Körpergefühl noch erhöht und damit Einheit, Abgeschlossenheit und Geschütztheit – eben ein Sich-Spüren – vermittelt.

Wie das Selbstwertgefühl sich mit dem Hauterleben bildet, beschrieb die amerikanische Schriftstellerin Sylvia Plath, die sich mit einunddreißig Jahren das Leben nahm. Sie schildert eine Kindheitserinnerung aus der Zeit, als ihre Mutter mit der gerade geborenen Schwester nach Hause kam.

»Ich haßte Babys. Ich, die zweieinhalb Jahre lang der Mittelpunkt eines Universums von Zärtlichkeit gewesen war, spürte, wie ein Dolchstoß und Eiseskälte meine Bewegungen verhinderten. Ich hielt an meinen Rachegefühlen fest, böse und voller Schuldgefühle, und wie ein trauriger Seeigel schleppte ich mich allein in die entgegengesetzte Richtung auf das bedrohliche Gefängnis zu. Wie von einem Stern aus sah ich mich – kalt und nüchtern-getrennt von allem. Ich spürte die Wand meiner Haut: Ich bin Ich. Dieser Stein ist ein Stein. Meine wunderbare Verschmelzung mit den Dingen der Welt war vorbei.«[31]

Alte Verletzungen zu erkennen und zu bearbeiten, Trennungsängste einzugestehen und aus alten Häuten zu schlüpfen, ist eine Grundtendenz in der psychologischen Beratung bei Schuppenflechte.

Wegen der Komplexität der medikamentösen Therapie seien hier nur richtunggebende Ansätze der Therapie aufgezeigt: In der schulmedizinischen Therapie dominieren bestimmte Salbenzusammensetzungen für die Lokalbehandlung, eine interne Zellhemmung, Vitamin-A-Säure und Cortikoide. Darüber hinaus werden Fotochemotherapie, strenge Diät und Bäder im Toten Meer sehr empfohlen.

In der anthroposophischen Therapie versucht man die Verhärtungstendenz der Haut von der Stoffwechselseite her anzugehen, beispielsweise mit einer Lebertherapie, höheren Potenzen von Mistel, bestimmten potenzierten Organpräparaten, aber auch durch Injektionen mit Birkenrinde (Cortex betulae), die ähnlich wie die Birkenblätter eine Beziehung zur Niere hat, den Körper somit »entsalzen« hilft und somit wieder verjüngen kann.

---

31 Zitiert nach: Anzieu, a.a.O., S. 34.

Haut und Licht

Was bliebe von uns übrig, wenn wir unsere inneren Organe, Blut und Nerven wegdenken würden? Nur Haut und Knochen als letzte Begrenzung nach innen und außen! Beide haben, so polar sie auch sind, eine enge Wesensbeziehung zueinander. Die Haut muß nämlich, will sie gesund bleiben, feucht und elastisch sein, dabei hilft ihr unter anderem die Kieselsäure. Der Knochen dagegen muß in die Verhärtung gehen, dabei ist Calcium und Phosphor wichtig. Der Knochen wird erweicht, wenn er zu sehr die Tendenz der Haut annimmt, die Haut wird hart und spröde, wenn sie zu sehr den Charakter des Knochens imitiert.

Die Haut wurde bereits als ein Organ beschrieben, das mit seinen immunbildenden Zellen – den sogenannten Langerhansschen Zellen – die Thymusdrüse ersetzt. Kleine Lichtmengen sind für den Körper gesund und anregend, große dagegen können das Immunsystem angreifen. Wir kennen ja die gestaltbildende Kraft des Sonnenlichtes bei Tuberkulose, Rachitis, Depression, zu vielem Gallenfarbstoff nach der Geburt und wie es über das Gehirn auf den gesamten Stoffwechsel und die Blutbildung einwirkt. In wundersamer Art hilft das Licht im Organismus, Gewebe zu befestigen. So dringt das Licht aus dem UVB-Bereich in die Haut ein und verwandelt das dort befindliche Provitamin D3 in ein Prävitamin, das innerhalb von drei Tagen in das Vitamin D3, das »Sonnenvitamin«, umgebildet wird. Dieses gelangt in den Blutstrom und wird mit einem bestimmten Eiweiß zusammen in Leber und Niere in seine endgültige Form umgewandelt, um somit aktiv in die Knochenbildung und den gesamten Calcium- und Phosphorhaushalt einzugreifen – ein Vorgang, der natürlich in den entsprechenden Jahreszeiten erheblich variiert. Man kann daher von einem »Lichtstoffwechsel« im Menschen

sprechen. Licht kann demnach in bestimmten Dosen ein Heilmittel, aber auch ein Gift sein.

In den letzten Jahren haben neben den schon erwähnten Nah-
rungsmittelallergien die Lichtallergien – in der Medizin als
»polymorphe (vielgestaltige) Lichtdermatosen (PLD)« bezeichnet , die unter anderem auch durch den Massentourismus in süd-
liche Länder bedingt sind, erheblich zugenommen. Die runden,
geröteten Hauteruptionen treten meist im frühen Erwachsenenalter auf, wobei Frauen viermal häufiger betroffen sind als Män-
ner. Die Therapie gestaltet sich oft schwierig, und die Erkrankung
ist hartnäckig.

Da wir alles von außen Aufgenommene ohne Ausnahme durch
Verwandlung beziehungsweise »Verdauung« uns zu eigen machen müssen, damit es nicht fremd bleibt und somit zum »Gift«
wird, muß man bei einer Sonnen- beziehungsweise Lichtallergie
von einer Lichtstoffwechselstörung sprechen.

In der Pflanzenwelt ist die richtige Lichtverarbeitung an das
Chlorophyll, den grünen Farbstoff gebunden, im Tier und Men-
schenreich an den roten Blutfarbstoff, dem Hämoglobin. Die
zugrundeliegende chemische Struktur wird in beiden Fällen als
Porphyrin bezeichnet. Im Pflanzenreich beinhaltet es Magne-
sium, bei den höheren Tieren und den Menschen das zweiwertige
Eisen.

Aus Tierversuchen weiß man, daß die Lichtempfindlichkeit
enorm gesteigert wird, wenn man nur Porphyrin ohne den
Eisenanteil zuführt, was bis hin zu schweren Organschäden und
im Extremfall sogar zum Lichttod führen kann. Fügt man aber
dem Organismus wieder Eisen hinzu, so bessert sich die Symptomatik. Daran ist zu erkennen, daß Eisen nicht verarbeitetes Licht
»entgiften« kann. Auch niedrige Phosphorwerte – »Phosphor«
griechisch »Lichtträger« – im Blut, wie wir sie bei einer Rachitis
finden, führen zu einer Störung in der Lichtverarbeitung, die
dann ihren Ausdruck im Knochen und Stoffwechsel findet.

Licht im Übermaß kann für jeden Menschen je nach Veranlagung, Hauttyp oder seelischer Beschaffenheit unter Umständen gefährlich werden und zu Immunschwäche und Hautveränderungen führen. Denn das ultraviolette Licht dringt in die Tiefen der Haut ein, und der Organismus schützt sich in gewissen Zellen mit der Bildung eines lichtabweisenden Pigments, dem Melanin, um sich so vor Zerstörung zu schützen. Die Bräune unserer Haut hängt damit zusammen. Helle, blonde, blauäugige Menschen sind somit von vornherein empfindlicher. Entarten diese eben genannten Hautzellen, so kann ein bösartiger Hautkrebs, das Melanom entstehen, das in der anthroposophisch orientierten Medizin unter anderem mit Injektionen aus der Mistelpflanze behandelt wird.

Es gibt nun ein Krankheitsbild, bei dem durch äußere Stoffe wie barbiturathaltige Schlafmittel, Blei, Schmerzmittel, Psychopharmaka, Hormonpräparate, Mangel an Vitamin B6, Schwermetalle oder sogar Streß eine vermehrte Porphyrinbildung (sogenannte Porphyrinurie) einhergeht.

Daß auch der Darm daran beteiligt sein kann, wurde 1938 entdeckt, als man gute therapeutische Resultate mit einer Darmsanierung mit physiologischen E.coli Bakterien erzielte. Heute kennt man Untersuchungen, in deren Verlauf schon zwei Wochen vor dem Urlaub eingenommene Kapseln mit Coli-Bakterien die Lichtallergie beträchtlich verringert. Dazu gehört natürlich noch eine gute Sonnencreme ohne chemische Zusätze wie bestimmte Emulatoren, die eine Sonnenallergie (sogenannte »Mallorcaakne«) eher noch verschlimmern können.

Welche Substanzen besonders gefährlich sein können, zeigt die Tabelle auf der nächsten Seite.[32]

---

32 Aus: Jane Wegscheider Hyman: Licht und Gesundheit. Wie natürliches und künstliches Licht den Menschen beeinflussen. Reinbek 1993, Seite 156 f.

Eine Auswahl von Inhaltsstoffen in Medikamenten und
Kosmetika, die eine Überempfindlichkeit gegenüber
UVA-Strahlung verursachen können.

Anwendung	Inhaltsstoffe
Aknebehandlung	Retinsäure, Retinol-A
Antibiotika	Tetrazykline
Antikrampfmittel	Carbomazepin, Trimethadion
Antidepressiva	Amitriptyline, Despromine, Imipramine, Triptylind
Antidiabetika	Sulfonylharnstoffe (1.–3. Generation)
Antihistaminika	Diphenhydramin, Promethazin und Verwandte
Antipsoriatika/Bestandteile von Kosmetika	Kohle-Teere, Kohle-Teer-Derivate und Öl-Derivate
Antiseptika/Antimykotika (Antipilzmittel)	Sulfonamide, hologenierte Kohlenwasserstoffe und verwandte, Griseofulvin
Diuretika (und blutdrucksenkende Mittel)	Chlortholidon, Furosemid, Thiozide und Kombinationen
Farbstoffe (auch in Lebensmitteln)	Acridin, Eosin, Fluorescin, Methylviolett, Orangerot, Trypaflavin und sonstige
Hormonpräparate	Östrogene, Progesterone und Verwandte
NSAR (nicht steriodale Antientzündungsmittel)	Ibuprofen und Verwandte
Parfüme und Kosmetika	Ätherische Öle, Bergamottöl, Zedernöl, Zitrone, Lavendel, Limone, Rosmarin, Sandelholz, Moschus
Psychopharmaka	Holoperidol, Phenothiczine
Sonnenschutzmittel	Benzophenone, PABA und Verwandte

Ist man gegen diese Substanzen empfindlich, kann man unter Umständen schon auf Leuchtstoffröhren reagieren.

In der Ganzheitsmedizin wird man nun dem Patienten raten, sich mit der entsprechenden Kleidung vor der Sonne zu schützen und einen möglichst naturbelassenen Sonnenschutz zu wählen. Gute Erfahrungen wurden mit den entsprechenden Präparaten der Firmen Wala und Weleda gemacht.

Man muß ferner Streßfaktoren erkennen und abbauen, um die Aktivität der Nebenniere, die mit der Lichtverdauung zu tun hat, zu regulieren. Dazu gibt es stärkende Heilmittel. Auch die Kontrolle des Eisenspiegels ist wichtig und die bereits erwähnte Darmsanierung.

In der Homöopathie stehen uns Substanzen wie Phosphor, Quarz, Johanniskraut in potenzierter Form und bestimmte Kombinationspräparate mit Brennessel zur Verfügung.

Daß die seelische Komponente dabei immer mit berücksichtigt werden muß, soll die folgende Krankengeschichte verdeutlichen.

»Eine Frau kam mit einer schweren Sonnenurtikaria [Nesselsucht]. Sie war von außerordentlicher Schönheit, stammte aber aus bescheidenen Verhältnissen. Sie war verzweifelt, weil ihr Leben unerträglich geworden war. Wenn sie sich Sonnenlicht aussetzte, kam es bei ihr jedesmal zu heftigen Urtikariareaktionen. Sie wurde in verschiedenen Fachkliniken untersucht, und es wurde ihr schließlich gesagt, die einzige Lösung sei, Sonnenlicht zu meiden.

Ihr Fall schien klar zu liegen, eine simple Sonnenallergie, oder besser gesagt -antipathie. ›Bewußt‹ hatte sie jedoch nichts gegen Sonne. Aus ihrer Leidensgeschichte ging hervor, daß sie die Geliebte eines steinreichen Mannes geworden war. Dieser pflegte zum Zeitvertreib mit seiner Hochseejacht in die Südsee zu fahren und legte Wert darauf, daß sie ihn begleitete; das war ziemlich häufig der Fall. Unter diesen Umständen war sie intensiver ultravioletter Sonnenstrahlung plus widergespiegeltem Licht von den

Wellen ausgesetzt. Die Frau hatte einen Ehemann und ein drei- bis vierjähriges Kind; um bei ihrem Geliebten zu sein, verließ sie die beiden oft für längere Zeit. Ihren Aufgaben als Ehefrau und Mutter kam sie immer weniger, am Schluß gar nicht mehr nach. Sie wollte sich unbedingt von ihrem Mann scheiden lassen und den Geliebten heiraten, aber letzterer, ebenfalls verheiratet, weigerte sich. Unschlüssig schwankte sie – da faßte, wie es aussah, ihr Unbewußtes für sie einen Entschluß. Es handelte sich um eine vom Materialismus verführte, ihrer Instinktnatur entfremdete Frau. Sie war sich ihrer zutiefst unbewußt und hatte keinen Begriff von ihrem selbstsüchtigen, arglistigen, kalt-grausamen Schatten, auch nicht von dem Leid, das sie Mann und Kind antat. Auch des wahren Wesens ihres Liebhabers war sie sich nicht bewußt. Aus dem blendenden, brennenden Sonnenlicht zwang sie ihr Leiden schließlich ins Finstere, damit sie – so sah es aus – endlich Einsicht gewann in ihre eigene dunkle Natur. Diesen ›Sinn‹ hatte die Sonnenurtikaria. Ganz zweifellos war die Frau allergisch gegen das Licht des Tages.«[33]

---

33 Aus Anne Maguire S. 107 f.

Die Gürtelrose (Herpes zoster)

Diese Erkrankung findet sich entweder im Gesichtsbereich (Gesichtsrose) oder im Bereich des Brustkorbs beziehungsweise der Rippen. Sie umfaßt den Patienten gürtelförmig und einseitig und beschränkt sich auf umschriebene Hautbezirke (Dermatome). Diese werden von der hinteren Wurzel eines Rückenmarksegmentes innerviert. Am häufigsten tritt sie im Alter zwischen fünfzig und siebzig Jahren auf. Fast die Hälfte der Erkrankung betrifft den Brustbereich, weniger das Halsgebiet und etwa fünfzehn Prozent den Gesichtsnerv (Trigeminus). Zu schweren Komplikationen kann es im Augen- und Ohrenbereich kommen. Liegt Aids oder eine andere schwere Immunschwäche wie Leukämie vor, kann sich die Gürtelrose über den ganzen Rumpf verbreiten (generalisierter Zoster). Daran sieht man, daß eine generelle körperliche oder seelische Schwächung vorliegen muß, zumal die Erkrankung von den Nerven ausgeht.

Die dabei auftretenden Viren sind den Windpockenviren verwandt, und Menschen, die noch nicht an Windpocken erkrankt waren, können diese bei Kontakt mit Zostererkrankten bekommen. Während die Windpockenerkrankung relativ harmlos verläuft, kann der Zoster zu erheblichen Beschwerden auch nach der akuten Phase führen. Er ist also eine ins Alter verlegte »Kinderkrankheit«.

Die Symptome sind: Neuralgien in umschriebenen Hautbezirken, Fieber und schlechtes Allgemeinbefinden. Ferner brennender Ausschlag, gruppiert stehende Bläschen auf rotem Grund sowie Pusteln, die später eintrocknen. Die Abheilung erfolgt unter Narbenbildung. Die Gesamtdauer beträgt zwei bis vier Wochen. Es können Komplikationen im Nervenbereich bleiben sowie motorische Ausfälle oder Neuralgien in dem betroffenen Hautbereich.

In der psychosomatischen Medizin fragt man, was dem Patienten vor Zeiten *auf die Nerven* oder *unter die Haut* gegangen sein mag, daß sich plötzlich ein solches Feuer nach außen entlädt. Das Krankheitsbild hatte früher den Namen »ignis sacer« (heiliges Feuer), wegen des starken Brennens. Da Viren lange im Organismus ruhen, sollte bei dieser Krankheit immer die Vergangenheit des Patienten mit berücksichtigt werden. Hat er, wie oftmals bei der Gesichtsrose, Vorjahren einen Schicksalsschlag verdrängt, ist die Wahrscheinlichkeit groß, daß sich dessen unverarbeiteter Teil vulkanartig entlädt beziehungsweise aufbrechen will.

In der Schulmedizin wird die Gürtelrose mit Immunglobulinen, Schmerzmitteln und in schweren Fällen Cortison in Verbindung mit bestimmten virushemmenden Substanzen meist äußerlich behandelt.

Die Homöopathie und anthroposophische Medizin hat dagegen bestimmte Pflanzen und Metalle zur Verfügung, um Nerven und Haut gleichzeitig zu therapieren. Hierzu gehören Seidelbast (Daphne mezereum), Giftsumach (Rhus toxicodendron), Sturmhut (Aconitum napellus) und Silber (Argentum). Gerade bei den verbleibenden Nervenschmerzen können mit bestimmten Ölen und Hochpotenzen gute Resultate erzielt werden.

Das Pilzproblem (Candida albicans)

S ind die plötzlich überall auftretenden Pilzerkankungen – speziell die Hefen auf Haut und Schleimhaut – ernst zu nehmen oder eine medizinische Modeerscheinung?

Um diese Frage zu beantworten, sollte man sich zunächst die Besonderheit von Pilzen und Hefen in der Natur vor Augen führen. Die chlorophyllosen Pilze bauen nicht auf, sondern die Materie ab durch Gären, Schimmeln und Modern. Sie leben also von zerfallenen, avitalen Substanzen. Nicht die Lichttiere Biene und Schmetterling nähren sich von ihnen, sondern Käfer, Fliegen und Schnecken. Sie sind licht- und meist wärmescheu und lieben feuchte, dunkle Orte. Licht und Trockenheit, wie man sie im Gebirge oder in der jodhaltigen Seeluft vorfindet, sind nicht ihr Milieu. Oft berichten Patienten daher von schlagartigen Besserungen ihrer Symptome, wenn sie ins Hochgebirge oder an die See fahren.

Im Darm gibt es eine natürliche Symbiose von Bakterien und Pilzen. Wird dieses Gleichgewicht zu Ungunsten der Bakterien gestört – zum Beispiel durch Antibiotika, beginnen die Pilze zu dominieren. Ist die Nahrung noch dazu degeneriert und finden sich Immunschwächen durch eine Allgemeinkrankheit oder nervliche Überbelastung, tendiert der Organismus in Richtung Avitalität, wodurch die Pilze ein ideales Klima vorfinden.

Tritt nun zu viel Hefe im Darm auf, entstehen Gärungsprozesse, die sich unter anderem als starke Blähungsschmerzen bemerkbar machen. Der Magen kann nach oben aufs Herz drücken, Hautveränderungen und Juckreiz können auftreten; und weil durch den Gärungsprozeß auch Alkohol entsteht, wird die Leber zusätzlich belastet. Bei Frauen treten gehäuft Blasen- und Scheidenentzündungen auf. Manche Patienten sind ohne

Grund müde, erschöpft und unkonzentriert. Auch Gelenksymptome können auftreten. Bei Diabetikern findet man häufig eine Candida-Besiedlung, da ihr Immunsystem schon geschwächt ist und die Hefen den überschüssigen Zucker im Blut lieben. Deshalb diskutiert man auch das epidemische Auftreten von Hefen mit dem übermäßigen Konsum ausgemahlener Kohlehydrate in Zucker, Weißbrot und den vielen Süßigkeiten neben der degenerierten Ernährung und dem vielen tierischen Eiweiß, das ja wesentlich länger als pflanzliche Nahrung im Darm verweilt und deshalb in Fäulnis übergeht.

Die Bedeutung der Pilzinfektionen wird in der Medizin kontrovers beurteilt. Manche sprechen von einer Modeerscheinung und betrachten den Pilz als einen natürlichen Siedler, der unter normalen Bedingungen immer da ist, andere weisen auf die Gefahren einer zunehmenden Verpilzung hin, was sicher nicht unberechtigt ist, da diese – besonders im Krankenhausbereich – immer mehr zunimmt. In den USA liegt er unter den im Blut nachgewiesenen Erregern an vierter Stelle.

Es gibt aber kein Erregerwachstum ohne das entsprechende Milieu. Die Umgebungsreize sind der pH-Wert, Temperatur, Nährstoffangebot und Beschaffenheit des Blutserums. So wurde in klinischen Untersuchungen nachgewiesen, daß bis zu 60% der Patienten eine Verpilzung hatten, ohne irgendwelche klinischen Symptome zu zeigen.

Durch Untersuchungen im Mund, Magen- und Darmtrakt wurde ferner festgestellt, daß krankmachende Bakterien und Pilze kurzfristig erscheinen und ebenso schnell wieder verschwinden können, ohne Spuren zu hinterlassen. Der immunstarke Mensch kann sie abwehren und bleibt somit gesund. Also ist nicht jeder Nachweis von Pilzen mit einer Mykose (generellem Pilzbefall) gleichzusetzen.

Pilzerkrankungen sind demnach in erster Linie »Erkrankungen von Kranken« und dominieren auch in bestimmten Lebensabschnitten: Säuglings- und Greisenalter, prämenstruelle Phase oder Schwangerschaft. Es muß also immer die Gesamtsymptomatik ins Auge gefaßt werden, sonst leidet man am Ende an einer Diagnose und nicht an der Krankheit.

Die Therapie besteht darin, das befallene Milieu zu sanieren. Da bietet sich eine naturbelassene, vollwertige Nahrung an, die eine starke Lichtqualität besitzt, die Durchgestaltung des Darms mit durchwärmenden, durchfeuernden Gewürzen (es seien in diesem Zusammenhang besonders Kümmel, Kreuzkümmel und Koriander genannt) oder auch der Knoblauch, der als eines der besten »Desinfektionsmittel« des Darms gilt.

Einen besonderen Stellenwert haben Brennessel und Schachtelhalm, letztere wegen der Kieselsäure. Natürlich wird man auch die Darmflora sanieren. Hier haben sich milchsaure Gemüse und Getränke bewährt. Weglassen sollte man Hefeprodukte und Hefebrot. Feuchtes Brot sollte getoastet werden.

Industriezucker ist, wie schon erwähnt, einzuschränken, ähnlich wie tierisches Eiweiß. Und schließlich soll auch hier die Bedeutung der seelischen Hygiene nicht unerwähnt bleiben!

Wurzelgemüse sollte man wegen der Durchgestaltung des Stoffwechselsystems in roher oder gekochter Form bevorzugen, wie es auch von Wurmkuren bekannt ist. Eine Essenshygiene mit gutem Kauen und Ruhe unterstützt das Heilungsgeschehen.

Sollten starke Blähungen und Durchfälle vorhanden sein, so gibt es sehr gute Präparate in der anthroposophischen Medizin wie die Birkenkohlekapseln der Firma Weleda oder Bolus alba comp. der Firma Wala, kombiniert mit Bitterpflanzen.

Zur Stoffwechselsanierung und zum Abbau überflüssiger Reste im Magen-Darm-Trakt und damit auch in den Arterien hat sich ein einfaches Rezept sehr bewährt: Dreißig Knoblauchzehen mit fünf zerkleinerten, ungespritzten Zitronen in einen Mixer geben, etwas Wasser dazu und das Ganze zu einem Brei zerkleinern. In einem Liter Wasser kurz aufkochen, durch ein Sieb in eine Flasche abfüllen und im Kühlschrank aufbewahren. Davon täglich ein Likörglas voll trinken. Der Knoblauch wird durch die Zitrone unter anderem geruchfrei.

Epilog

Wer sich tiefer auf eine Frage einläßt, erfährt, daß auch das Gegenteil von ihr begründet werden kann. So haben Philosophen gelegentlich anonym exzellente Abhandlungen gegen die eigenen Thesen verfaßt, um zu exemplifizieren, daß sich selbst aus einer stringent dargelegten Theorie noch kein zeitlos absoluter Standpunkt herleiten läßt. So wird es auch in Zukunft vermutlich nicht mehr so sehr um die Kategorien »richtig« oder »falsch« gehen, sondern vielmehr um gesund oder krankmachend.

Goethe kannte aus eigener Anschauung die Pflanzenheilkunde der damaligen Zeit, auch die Homöopathie, und hat immer wieder die heilsame Wirkung gewisser Heilpflanzen an sich selbst ausprobieren können. Eine besondere Liebe hatte er nach einer schweren Herzkrise zur Arnika gefaßt, über deren »energische Wirkung« er eine »graziöse Beschreibung« hinterließ. In *Dichtung und Wahrheit* lesen wir, daß er in jungen Jahren eine schmerzliche Erfahrung mit den Blattern beziehungsweise Pocken machen mußte, die ihn eine Zeitlang entstellten. Durch das Erneuern seiner Haut erfuhr er jedoch den Segen einer tiefgreifenden seelischen Umwandlung und Erneuerung.

»Das Übel betraf nun auch unser Haus, und überfiel mich mit ganz besonderer Heftigkeit. Der ganze Körper war mit Blattern übersät, das Gesicht zugedeckt, und ich lag mehrere Tage blind und in großen Leiden. Man suchte die möglichste Linderung und versprach mir goldene Berge, wenn ich mich ruhig verhalten und das Übel nicht durch Reiben und Kratzen vermehren wollte. Ich gewann es über mich; indessen hielt man uns, nach herrschendem Vorurteil, so warm als möglich, und schärfte dadurch nur das Übel. Endlich, nach traurig verflossener Zeit, fiel es mir wie eine

Maske vom Gesicht, ohne daß die Blattern eine sichtbare Spur auf der Haut zurückgelassen; aber die Bildung war merklich verändert. Ich selbst war zufrieden, nur wieder das Tageslicht zu sehen, und nach und nach die fleckige Haut zu verlieren; aber Andere waren unbarmherzig genug, mich öfters an den vorigen Zustand zu erinnern; besonders eine sehr lebhafte Tante, die früher Abgötterei mit mir getrieben hatte, konnte mich, selbst noch in späteren Jahren, selten ansehen, ohne auszurufen: Pfui Teufel! Vetter, wie garstig ist er geworden! Dann erzählte sie mir umständlich, wie sie sich sonst an mir ergetzt, welches Aufsehen sie erregt, wenn sie mich umhergetragen; und so erfuhr ich frühzeitig, daß uns die Menschen für das Vergnügen, das wir ihnen gewährt haben, sehr oft empfindlich büßen lassen.«[34]

Im Alter hat sich Goethe gegen alle Einseitigkeiten und Fanatismen zur Wehr gesetzt und manche Dinge trotz großer Sympathie manchmal köstlich ironisiert. Deswegen kann man, wie er es tat, den Widersacher und Zyniker Mephistopheles im *Faust*, auch die Therapie der Hautkrankheiten, die damit verbundene Eitelkeit und die Homöopathie mit ihrem einseitigen Gesetz »Gleiches heilt Gleiches« humorvoll aufs Korn nehmen.

Davon sei am Schluß dieser Arbeit, da Lachen ja nicht die schlechteste Medizin ist, eine Kostprobe gegeben.

---

34 Johann Wolfgang Goethe: Sämtliche Werke nach Epochen seines Schaffens, Münchner Ausgabe, Band 16, Aus meinem Leben, Dichtung und Wahrheit, 1. Teil, 1. Buch, München 1985, S. 39.

Marschalk (zu Mephisto)
Was ihr für Künste braucht, ist einerlei:
Der Kaiser will, daß alles fertig sei.

Blondine
Ein Wort, mein Herr! Ihr seht ein klar Gesicht,
Jedoch so ist's im leidigen Sommer nicht!
Da sprossen hundert bräunlichrote Flecken,
Die zum Verdruss die weiße Haut bedecken.
Ein Mittel!

Mephistopheles
Schade! So ein leuchtend Schätzchen
Im Mai getupft wie euere Pantherkätzchen.
Nehmt Froschlaich, Krötenzungen, kohobiert,
Im vollsten Mondlicht sorglich distilliert;
Und, wenn er abnimmt, reinlich aufgestrichen,
Der Frühling kommt, die Tupfen sind entwichen.

Braune
Die Menge drängt heran, Euch zu umschranzen.
Ich bitt um Mittel! Ein erfrorner Fuß
Verhindert mich am Wandeln wie am Tanzen,
Selbst ungeschickt beweg ich mich zum Gruß.

Mephistopheles
Erlaubet einen Tritt von meinem Fuß.

Braune
Nun, das geschieht wohl unter Liebesleuten.

Mephistopheles
Mein Fußtritt, Kind! hat Größres zu bedeuten.
Zu Gleichem Gleiches; was auch einer litt;
Fuß heilet Fuß, so ist's mit allen Gliedern.
Heran! Gebt acht! Ihr sollt es nicht erwidern.

Braune, schreiend
Weh, weh! Das brennt! Das war ein harter Tritt,
Wie Pferdehuf.

Mephistopheles
Die Heilung nehmt Ihr mit.
Du kannst nunmehr den Tanz nach Lust verüben,
Bei Tafel schwelgend,
Füßle mit dem Lieben.[35]

---

35 Johann Wolfgang Goethe: Sämtliche Werke nach Epochen seines Schaffens, Münchner Ausgabe, Band 18/1, Letzte Jahre 1827-1832, Faust II,
1. Akt, Kaiserliche Pfalz · Hell erleuchtete Säle, München 1997, S. 159.

Literatur

Anzielt, Didier: Das Haut-Ich, Frankfurt/M. 1991.

Benthien, Claudia: Haut. Literaturgeschichte – Körperbilder – Grenzdiskurse, Reinbek 1999.

Bischko, Johannes: Einführung in die Akupunktur, Heidelberg 1976.

Buchwald, Gerhard: Impfen. Das Geschäft mit der Angst, Lahnstein 1994.

Condrau, Gion/Schipperges, Heinrich: Unsere Haut. Spiegel der Seele – Verbindung zur Welt, Zürich 1993.

Dahlke, Rüdiger: Krankheit als Sprache der Seele. Bedeutung und Chance der Krankheitsbilder, München 1992.

Flade, Sigrid: Allergien natürlich behandeln, München 1988.

Genschorek, Wolfgang: Christopf Wilhelm Hufeland. Der Arzt, der das Leben verlängern half, Leipzig 1976.

Haehl, Richard: Samuel Hahnemann. Sein Leben und Schaffen, 2 Bände, Leipzig 1922.

Hempen, Carl-Hermann: Taschenatlas Akupunktur. Tafeln und Texte, Stuttgart 1995.

Hitzig, Walter H.: Seuchen in alter und neuer Zeit. Neujahrsblatt auf das Jahr 1987; hrsg. von der Naturforschenden Gesellschaft in Zürich.

Homöopathisches Repetitorium, hrsg. von der Deutschen Homöopathie-Union, Karlsruhe 1987.

Hufeland, Christoph Wilhelm: Die Kunst, das menschliche Leben zu verlängern, Frankfurt am Main/Leipzig 1995.

Jachens, Lüder: Die Neurodermitis; in: Der Merkurstab. Beiträge zu einer Erweiterung der Heilkunst 3/1999.

Kingma, Johannes/Schramm, Henning/Streit, Wolfgang: Candida albicans. Leben mit dem Pilz im Darm?, Bad Liebenzell 1996.

Kushi, Michio: Orientalische Diagnose, Frankfurt/M. 1986.

Maguire, Anne: Hauterkrankungen als Botschaften der Seele, Olten 1991.

Maimonides: Regimen Sanitatis oder Diätetik für die Seele und den Körper. Deutsche Übersetzung und Einleitung von Süssmann Muntner, Basel/New York 1966.

Overbeck, Gerd: Krankheit und Anpassung, Frankfurt/M. 1984.

Rohde, Bernward/Minkus, Peter: Dermatologie in Stichworten, 1. Teil, Düsseldorf 1970.

Runow, Klaus-Dietrich: Klinische Ökologie. Umweltkrankheiten – Neue Wege in Diagnose und Therapie, Stuttgart 1987.

Schleich, Carl Ludwig: Von der Seele, Berlin 1924.

Singer, Kurt: Kränkung und Kranksein. Psychosomatik als Weg zur Selbstwahrnehmung, München 1993.

Steiner, Rudolf: Eine okkulte Physiologie, GA 128, Dornach 1991.

Steiner, Rudolf: Das Initiatenbewußtsein. Die wahren und die falschen Wege der geistigen Forschung, Dornach 1960.

Steiner, Rudolf: Vom Lebensleib des Menschen; in: Die Erkenntnis des Menschenwesens nach Leib, Seele und Geist, Dornach 1957.

Steiner, Rudolf/Wegman, Ita: Grundlegendes für eine Erweiterung der Heilkunst nach Geisteswissenschaftlichen Erkenntnissen, GA 27, Dornach 1984.

Tietze, Henry: Entschlüsselte Organsprache. Krankheit als Ausdruck der Seele, München 1987.

Ullman, Dana: Homöopathie. Die sanfte Heilkunst, München 1992.

Updike, John: Selbst-Bewußtsein. Erinnerungen, Reinbek 1995.

Vogel, Heinz-Hartmut: Beiträge zu einer medizinischen Menschenkunde. Von der Pathologie zur Therapie, Band 1, Teil I, Heidelberg 1984.

Vogt, Elisabeth/Schlieper, Gisela: Neurodermitis. Psyche, Ernährung, Hautkosmetik, München 1991.

Walter, Hilma: Die sieben Hauptmetalle. Ihre Beziehung zu Welt, Erde und Mensch, Dornach 1966.

Wegscheider Hyman, Jane: Licht und Gesundheit. Wie natürliches und künstliches Licht den Menschen beeinflussen, Reinbek 1993.

Wolff, Otto: Grundlagen einer geisteswissenschaftlich erweiterten Biochemie, Stuttgart 1998.

Olaf Koob
Wenn die Organe sprechen könnten
Grundlagen der leiblich-seelischen Gesundheit
7. Auflage 2018, 232 Seiten, Broschur, € 18,90
ISBN 978-3-95779-045-3

Unzählige Fakten über Anatomie und Physiologie der einzelnen Organe werden in der medizinischen Ausbildung gelehrt, nichts aber über ihr »Wesen«, das die chinesischen Ärzte zum Beispiel im Falle der Leber den »General« nennen oder die griechischen und mittelalterlichen Ärzte mit den Planeten verbanden. Dieses jeweilige Organ-»Wesen« zu beschreiben stellt sich der Autor in diesem Band zum Auftrag, – ohne sich im Nebulös-Mystischen zu verlieren. Jedes Organ wird verständlich dargestellt: seine Lage, seine Form, seine embryonale Entwicklung, seine Funktion und seine charakteristische Eigenschaften. So können die lebendige Biographie und Physiognomie eines Organs sowie dessen Krankheiten umfassend verstanden werden. Die aktuelle Auflage wurde ergänzt um zwei Kapitel über das Pankreas sowie über die Schild- und Hormondrüsen. Außerdem wurden die Ausführungen zu Milz, Herz und Leber erweitert.

Olaf Koob
Das verletzte Gemüt
Ursachen und Behandlung von Nervosität, Hyperaktivität und Aufmerksamkeitsstörungen
Salutogenetische Aspekte zur Situation der Gegenwart
1. Auflage 2003, 192 Seiten, Broschur, € 16,80
ISBN 978-3-932386-42-8

Nervosität gilt seit mehr als Hundert Jahren als Zeitkrankheit, heute aber nehmen wir sie bevorzugt als Krankheit der Heranwachsenden wahr. Viel ist viel die Rede von auffälligen, schwierigen und unange-

passten Kindern. Aufmerksamkeitsdefizite und Hyperaktivität haben
zur Folge, dass immer mehr Kinder medikamentös ruhig gestellt wer-
den. Wird damit nicht eine ganze Gruppe von Kindern für patholo-
gisch erklärt, die eigentlich normal sind? Ausgehend von der Frage,
wie wir unsere Kinder von Beginn an gesund erziehen können, gibt
Olaf Koob aus medizinischer und pädagogischer Sicht zahlreiche
Hilfestellungen und praktische Hinweise. Sein Anliegen ist, aufzuzei-
gen, wie es trotz des allgegenwärtigen Übermaßes an Sinneseindrü-
cken gelingen kann, Kinder körperlich, seelisch und geistig in eine
gesunde Verbindung mit der Welt zu stellen.

Markus Treichler
Die Botschaft des Schmerzes
Anregung und Orientierung für Betroffene, Ärzte und Therapeuten
1. Auflage 2017, 180 Seiten, Broschur, € 22,00
ISBN 978-3-95779-056-9

Schmerz ist nie nur körperlich, sondern immer auch seelisch, geistig
und mitmenschlich, er ist ein Phänomen, das den ganzen Menschen
betrifft. Der Autor untersucht deshalb auf umfassende Weise medizi-
nische, psychologische, philosophische, literarische kunsthistorische
und gesellschaftliche Aspekte und bietet dabei behutsame Hilfestel-
lung. Seine Überzeugung: Schmerz tut zwar immer weh, ist aber nicht
immer schlecht; er wird zwar (normalerweise) nicht ersehnt, ist aber
dennoch oft eine Hilfe. Er kann uns aus der Bahn werfen, aber auch
Wege aufzeigen. Ob akut oder chronisch, kurz oder lang anhaltend,
heftig oder gut erträglich, immer hat er das Potential, etwas zu verän-
dern, im ganz Kleinen oder auch im Großen: In unserem Leben.
»Jeder Schmerz hat eine Deutungsfunktion, ist eine Botschaft«.

Volker Fintelmann
Die Wiedergewinnung des Heilens
Wege zu einer christlichen Medizin
3. Auflage 2018, 216 Seiten, Klappenbroschur, € 19,90
ISBN 978-3-95779-052-1

Weil dem heutigen Gesundheitssystem eine ethische Grundlage fehlt, will Fintelmann der Medizin aus seinem Verständnis des Christentums heraus Impulse für eine neue Moral der Verantwortlichkeit und Liebe geben. Im Mittelpunkt stehen dabei die Heilungsgeschichten der Evangelien, die Fintelmann in einem neuen Licht interpretiert. Das von ihm in Anknüpfung an Rudolf Steiner entwickelte Verständnis christlichen Heilens wird darüber hinaus auf überraschende Weise konkret, wenn etwa Zirkulationsvorgänge im Organismus mit der Christus-Kraft in Verbindung gebracht werden. Imposante Patientengeschichten aus der eigenen lebenslangen Praxis-Erfahrung runden dieses Plädoyer für ein vertieftes Verständnis des Heilens ab. Ein Leitsatz Volker Fintelmanns lautet: »Eine Krankheit heilen heißt, ihren Sinn zu erfüllen.«

Volker Fintelmann, Markus Treichler
Seele & Leib in Gesundheit und Krankheit
Ein Beitrag aus der Anthroposophie
1. Auflage 2019, 506 Seiten, Klappenbroschur, € 26,00
ISBN 978-3-95779-106-1

Im Zentrum einer ganzheitlichen Medizin steht der Mensch als Einheit von Seele und Leib. Nicht allein der Körper und das an ihm Mess- und Zählbare haben Gewicht sondern ebenfalls die mit ihm aufs engste verbundene Seele: Befund und Befinden sind nicht voneinander zu trennen. Mit dieser Perspektive der Psychosomatik machen sich die beiden Autoren Volker Fintelmann und Markus Treichler für eine von der Anthroposophie inspirierte Medizin stark: Seele und Leib wirken stets zusammen, in Gesundheit wie Krankheit, und prägen so die Individualität jedes einzelnen Menschen. – In diesem umfangreichen Werk geben die beiden bekannten Ärzte einen Einblick in die Medizingeschichte, erläutern Grundgedanken der anthroposophischen Menschenkunde, beschreiben Krankheitsbilder und berichten aus ihrer Praxis, wie der Mensch in den Ausdrucksformen von Seele und Leib sich selbst erkennen und ihr Zusammenwirken beeinflussen kann.

www.info3.de

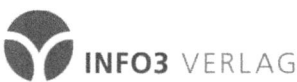 INFO3 VERLAG

Info3 Verlag
Kirchgartenstr. 1
60439 Frankfurt
Tel. 069-58 46 47
eMail: vertrieb@info3.de